GS

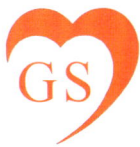

精准扶贫
农业科技 **明白纸** 系列 **5**

MINGBAIZHI XILIE

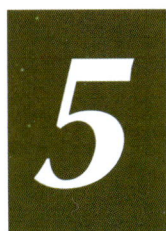

灭鼠灭蝗、饲草加工

农业科技明白纸系列丛书编委会　编

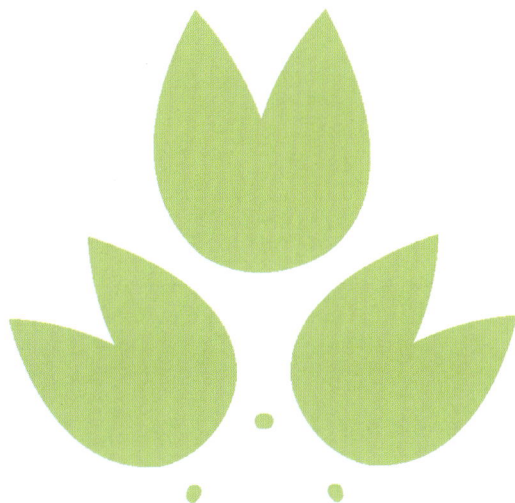

甘肃科学技术出版社

图书在版编目(ＣＩＰ)数据

灭鼠灭蝗、饲草加工 / 农业科技明白纸系列丛书编
委会编. -- 兰州 ： 甘肃科学技术出版社，2016. 3（2016.10 重印）
（精准扶贫农业科技明白纸系列丛书）
ISBN 978-7-5424-2309-2

Ⅰ. ①灭… Ⅱ. ①农… Ⅲ. ①灭鼠②蝗科 - 植物害虫
- 防治③粗饲料 - 饲料加工 Ⅳ. ①R184.35②S433.2
③S816.5

中国版本图书馆 CIP 数据核字（2016）第 042502 号

出 版 人　王永生
责任编辑　韩　波（0931-8773238）
出版发行　甘肃科学技术出版社（兰州市读者大道 568 号　0931-8773237）
印　　刷　甘肃兴业印务有限公司
开　　本　880mm×1230mm　1/16
印　　张　6.5
字　　数　150 千
版　　次　2016 年 5 月第 1 版　2016 年 10 月第 2 次印刷
印　　数　3001～5000
书　　号　ISBN 978-7-5424-2309-2
定　　价　34.00 元

编委会

总　策　划	康国玺		
策　　　划	杨祁峰		
编委会主任	康国玺		
编委会副主任	刘志民	阎奋民	尹昌城	韩临广
	姜　良	妥建福	杨祁峰	周邦贵
	杜永清	程浩明	曹藏虎	梁仲科
编委名单	马占颖	袁秀智	王兴荣	马再兴
	陈　健	丁连生	李　福	谢鹏云
	豆　卫	陈　静	武红安	袁正大
	徐麟辉	马福祥	王武松	常武奇
	张保军	王有国	赵贵斌	蒲崇建
	崔增团	李向东	李　刚	韩天虎
	贺奋义	李勤慎	卢明勇	安世才
	张恩贵			

前　言

　　甘肃是个典型的农业省份,农村人口多,贫困面广。随着农业农村改革的不断深化,全省农业生产投入方式、组织方式和生产经营方式发生了深刻变化,应对农村生产力和生产关系变革,迫切需要解决农业后继乏人的问题,迫切需要解决从业农民技能提高的问题。因此,开展新型职业农民培训已成为当前"三农"工作中一项重要而紧迫、长期而艰巨的重大任务。近年来,按照省委、省政府推进"365"现代农业发展行动计划、"1236"扶贫攻坚行动和"联村联户、为民富民"行动的总体部署,省农牧厅把农民培训确定为重点工作之一,整合资源、集中力量、大力推进,极大地调动了农民学科技、用科技的积极性,不仅推广普及了先进实用技术,而且还带动了农民创业就业,培养造就了一大批种养专业户、科技示范户、合作社骨干、农村致富带头人、农技能手等生产经营服务人才,促进了农业增效、农民增收,推动了我省农业农村经济持续较快发展。

　　为了进一步满足广大农民学科技、用科技的需求,加大新型职业农民的培育力度,推广先进实用技术,省农牧厅组织农业技术推广单位的百余专家和农技人员,按照实际使用、通俗易懂和应知应会的原则,从农业生产世纪出发,紧紧围绕全省优势产业和特色产品,以关键生产技术和先进实用技术为重点,以贴近农民生活、通俗易懂的语言,配以直观形象、简单明了的图片,编撰了600项农业科技明白纸,并邀请甘肃农业大学、省农科院和基层农技推广专家进行了审定。

　　真诚希望我们编撰的这套丛书能够帮助广大农民学习新知识、运用新技术、汲取新营养,努力打造一支有知识、懂技术、会经营、善创新的新型农民,为我省现代农业发展提供强有力的人才支撑。希望广大农业工作者切实增强服务农业、服务农民的责任心,自觉推广普及农业科技知识,着力培育我省现代农业生产经营人才,让农业成为有奔头的农业,让农民成为体面的职业。

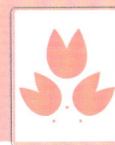

目　录

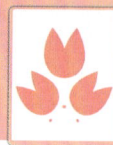

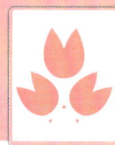

动物疫病防控的关键环节

发展养殖业是我省农牧民脱贫致富的重要途径。要使养殖的畜禽健康，养殖业稳定发展，收到效益，需要建设好圈舍、买进健康畜禽、使用好饲料、正确饲养管理，还要做好疫病防疫。防疫的关键是隔离、消毒、接种疫苗和药物预防，一旦发生重大疫病，就要按照政府的要求严格处理，以防传染给更多的畜禽，甚至传染给人。

1.经常咨询技术人员

养殖容易，养好难，赚钱更难。理解和掌握、运用养殖和防疫技术，维持养殖业持续、健康发展，很不容易。要经常通过各种渠道学习相关知识和技能，疑难问题要咨询畜牧兽医技术人员，寻求专业帮助。甘肃省农牧厅主办的三农热线"12316"，就是能够随时电话、网络咨询交流的平台之一。

2.买进健康畜禽

购买畜禽，特别是购买种畜禽前，可通过咨询畜牧兽医机构的专业技术人员，根据生产需求和目的，确定购买畜禽的品种、产地、年龄、用途、数量，并做好引种前的饲草料、圈舍消毒和疫苗、药物等准备工作。计划购买的畜禽应当是通过动物卫生监督机构检疫的健康畜禽，并注意挑选健康个体。运输途中尽量减少不良刺激，照顾好畜禽。买进的畜禽回到饲养地时应隔离饲养观察30~45天，证明无病后再利用。

3.消毒

肉眼看不见细菌病毒，需要把所有畜禽能够直接和间接接触到的地方和可能携带病毒、细菌的车辆、用具随时消毒。强力消毒灵、聚维酮碘、过氧乙酸等都是很好的消毒剂。

（1）圈舍清洗消毒

出售畜禽后，搬出圈舍内一切物品，如工具、饲料袋等，清除舍内粪便、垫料和剩余饲料，彻底清洗空栏舍。清洗过的栏舍干燥后，用2%~3%的烧碱溶液进行第1次消毒，自上而下喷洒，每

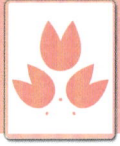

立方米用消毒液 15~30 毫升。然后空栏 5 天，这期间用强力消毒灵或其他消毒药进行喷雾消毒 1 次。畜禽进入圈舍后每周消毒 2~3 次。排空水管中的剩余水，用聚维酮碘或高锰酸钾等进行浸泡清洗消毒，浸泡 1~3 小时以上。

（2）入户入舍消毒

一切进入养殖户的人员（来宾、工作人员等）和车辆必须走专用通道，并喷洒消毒，人员用消毒液洗手，然后换工作服。圈舍门口放一个塑料桶或塑料脸盆，其中盛入烧碱水，每次进出圈舍时，浸一下鞋底。

（3）环境消毒

使用汽化喷雾机每 3 天消毒 1 次。环境包括养殖户附近道路、养殖户入口、户内道路、空地、排污沟、饲料库和办公室、宿舍、食堂、卫生间等，定期清理、清扫，不留消毒死角。

（4）出售畜禽时的消毒

出售前将运输车的底盘、轮胎、车厢等部位清洗干净、彻底消毒；出售前后分别对圈舍、经过的道路、参加人员喷洒消毒。

4.隔离

隔离是指将有病的或带病菌的畜禽与健康畜禽隔开，以便减少传染的机会。是针对已经患病动物或病原携带者实施的隔离，包括圈养隔离治疗以及临时收治场所隔离治疗。隔离还包括养殖户之间和圈舍之间的工具、物料的专管专用。

5.接种疫苗

大部分重大动物疫病有疫苗可以使用。通过咨询技术人员，确定需要疫苗的种类以及接种疫苗的时间和方法。

6.病畜禽淘汰和无害化处理

发过病的畜禽，不要留作种用，必要时扑杀销毁。

畜禽的粪便要定点集中，堆积发酵。污水要经过消毒并定点排放。死亡的畜禽要集中焚烧或定点深埋。废弃的饲料、药瓶等要集中无害化处理。

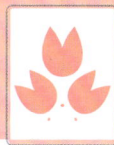

怎样预防家畜口蹄疫

口蹄疫是由病毒引起的以偶蹄类动物为主的急性、热性、高度传染性疫病。家畜中猪、牛、羊容易发病。口蹄疫的特点是流行快、传播广、发病急、危害大。

1.临床表现

猪发生口蹄疫时表现为体温升高，不吃料，起初站不起来，接着蹄冠肿大、蹄叉出现水泡和溃烂，严重的脱落。病猪跛行，喜卧；鼻盘、口腔、齿龈、舌、乳房（主要是哺乳母猪）也可见到水疱和烂斑；仔猪可因肠炎和心肌炎死亡。

牛发生口蹄疫时可见体温升高到40℃~41℃，流涎，很快就在唇内、齿龈、舌面、颊部黏

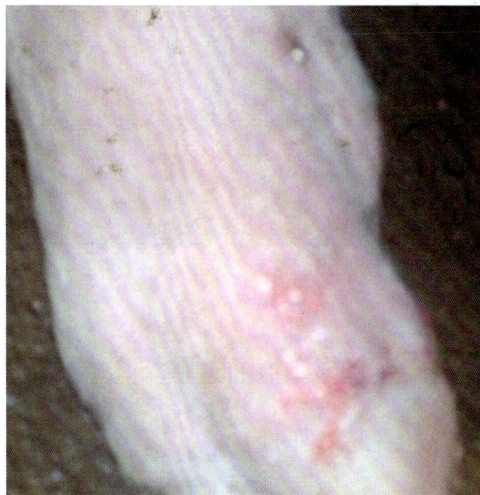

蹄冠肿大、出现水泡和溃烂

膜、蹄趾间和蹄冠部柔软皮肤以及乳房皮肤上出现水泡，水泡破裂后形成红色烂斑。病牛口吐白沫，不吃料；跛行甚至蹄壳脱落。犊牛发生口蹄疫

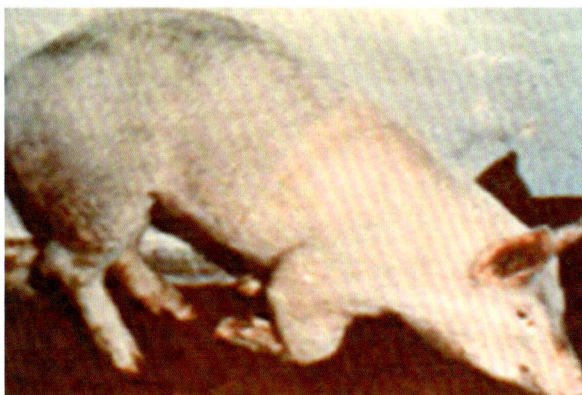

病猪四肢疼痛而使猪成膝行

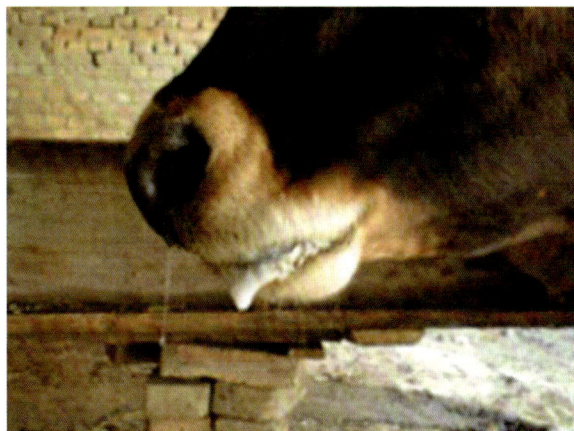

病牛口吐白沫

3

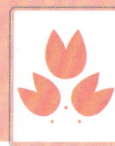

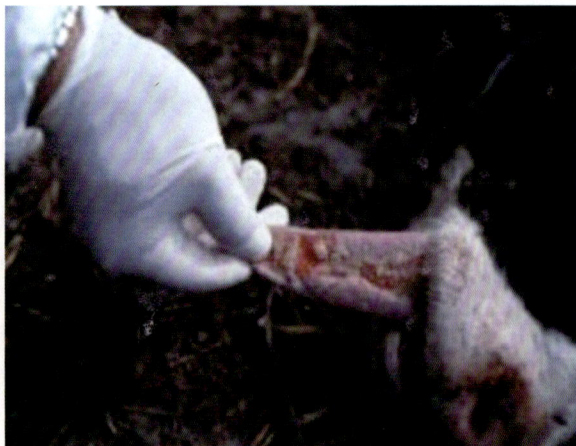

舌面出现水泡并破裂

时由于发生心肌炎和出血性肠炎,死亡率很高。

羊发生口蹄疫时症状轻,以跛行为主,个别严重的和牛一样。

2.防控措施

(1)加强饲养

保持圈舍清洁卫生,使用营养价值高的饲草饲料。

(2)不在近期发过病的地方引种,彻底避免"引狼入室"

不从市场购买偶蹄家畜的生肉。

(3)加强消毒防范

1)圈舍门口设置消毒盆,进出时严格消毒。

2)进圈舍时更换专用的衣服和鞋子。

3)圈舍的各种用具禁止串舍使用。

消毒剂可选用氢氧化钠、强力消毒灵、戊二醛等,按说明使用。

4)出售猪、牛、羊时,不让收购的人进入圈舍附近,并且卖前卖后要对运输车和运输车经过的地方以及圈舍彻底喷洒消毒。禁止闲杂人员进出养殖圈舍,对外来的人和进舍物品严格消毒。

5)按当地畜牧兽医部门的安排,注射口蹄疫疫苗。

6)积极配合动物卫生监督所的检疫及对饲养、运输、流通和市场各个环节的监督检查工作,防止口蹄疫的传播。

7)一旦发病,立即报告当地乡镇畜牧兽医站、县动物疫病预防控制中心或县动物卫生监督所,并配合消灭口蹄疫的防治措施。

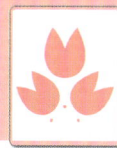

怎样防治家畜布鲁氏菌病

布鲁氏菌病是由布鲁氏菌引起的一种人畜共患传染病,简称布病。临床特征为流产、睾丸炎和关节炎,发病过程多为慢性。

布鲁氏菌对外界的抵抗力很强,在干燥的土壤中可存活 37 天,在冷暗处和胎儿体内可存活 6 个月。发病的和感染布鲁氏菌但还没有发病的牛、羊、马和猪等家畜以及一些野生动物都可以将病传染给其他容易患本病的动物和人。最危险的是被感染的怀孕母畜,在流产和分娩时,将大量布鲁氏菌随胎儿、羊水和胎衣排出,污染环境和器具,引起疾病传播。患病奶牛也可能通过牛奶把病传染给人。

1.临床表现

母牛流产多发生于怀孕 5~7 个月。患病公牛常发生睾丸炎或附睾炎。

怀孕羊流产发生在怀孕后的 3~4 个月。有时病羊跛行。公羊发生睾丸炎。少部分病羊发生角膜炎和支气管炎。得过病的羊不容易怀孕或配种。

人患布鲁氏菌病时表现为发热、多汗、疲劳、全身关节轮换着疼痛等。

诊断布鲁氏菌病,单凭外观不能确定,如有必要,需要兽医技术人员采血化验。

2.防控措施

目前,本病尚无特效的药物治疗,加强预防和检疫、淘汰,净化畜群是本病的主要防控措施。

1)接生、饲养人员要注意消毒和穿工作服、戴口罩等防护措施。

2)保持圈舍环境卫生,及时清除粪便,经堆积发酵处理。

3)平时对圈舍、运动场等家畜能接触到的地方,选用 2% 烧碱溶液、强力消毒灵、戊二醛、10%~20% 石灰乳、来苏尔或新洁尔灭等消毒药,每周消毒 1~2 次。对被发病家畜污染的用具和场地进行彻底消毒。

4)引种时邀请技术人员协助采血化验,防止引入带菌家畜,引入后隔离观察 1 个月,确认健康后方能合群。

5)牛羊等家畜断乳后采血化验,成年家畜每年化验 1~2 次。对检出的、感染布鲁氏菌的家畜要扑杀处理,不能留养或治疗。

6)动物被感染后无治疗价值,发病后对所有家畜进行化验,发现感染布鲁氏菌的,以淘汰为最佳处理办法,严禁患病家畜与健康家畜接触。

7)按当地动物防疫部门的安排,配合开展采血化验工作。

8)发现家畜有流产等异常情况的,应及时向当地动物防疫部门报告。经动物防疫部门诊断为布鲁氏菌病的,养殖户须配合做好病畜的扑杀处理及场地、圈舍的消毒等工作。

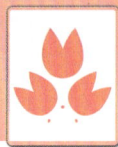

怎样防治牛支原体病

牛支原体肺炎是由牛支原体引起的以肺脏坏死为主要特征的传染病。

1.临床表现

该病主要侵害肉牛和奶牛,水牛少见,病牛群中所有牛均可发病,但以年龄在3月龄至1岁以内的牛最为严重。舍饲期间最易发生。在常发地区多为慢性或隐性传染,呈散发;在新发地区可呈暴发或地方流行性。死亡率高达10%～50%。

异地运输,饲养方式和环境条件改变等因素是牛支原体肺炎的诱发因素。多数牛在运达目的地后2周左右发病,不良环境如途中遭雨淋等,在运达目的地后第2天即可发病。

本病开始仅为个别牛发病,24～48小时内发病数增加,群体表现为采食量下降、咳嗽,发病牛精神沉郁、头低垂。发病初期体温升高至42℃左右,病牛没有精神,食欲减退,咳嗽,气喘,清晨及半夜或天气转凉时咳嗽剧烈,有清亮或脓性鼻液;病程稍长时患牛明显消瘦,被毛粗乱无光;有的患牛继发腹泻,粪便水样或带血;有的患牛继发关节炎,表现跛行、关节脓肿等症状。

2.防治方法

牛传染性支原体肺炎的暴发几乎都与运输有关,因而运输前后采取措施是防治本病的关键。

1)加强买牛时的检查,防止引进病牛或带菌牛。由于本病的药物治疗效果差,因而一般外购牛到场后应立即用药物进行全群预防性治疗,能显著减少发病牛。

2)加强牛的饲养管理,保持牛舍通风良好、清洁、干燥。牛群密度适当,避免过度拥挤。不同年龄及不同来源的牛应分开饲养。

3)适当补充精料与维生素、矿物元素添加剂,保证饲草料的营养。确保犊牛至少在运输前30天断奶,并已适应粗饲料与精饲料喂养。

4)每3天消毒牛舍,及时发现与隔离病牛,尽早诊断与治疗。

5)一旦发病,早期应用泰妙菌素、替米考星、大观霉素、环丙沙星或泰乐菌素等肌肉注射或拌入饲料治疗,应保持足够用药量和用药次数。

在治疗中,还应根据病牛全身状况采取相应的对症治疗,如强心、利尿、补液等措施。

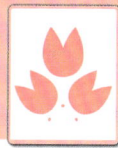

怎样防治畜禽寄生虫病

大部分畜禽寄生虫病不像传染病那样症状明显，多是慢性过程，易被人们忽视，但寄生虫病引起的损失并不小。常见猪的寄生虫病有疥螨病、蛔虫病、结节虫病（食道口线虫病）、鞭虫病、附红细胞体病、弓形体病（龚地弓浆虫）等；常见禽的寄生虫病有球虫病、组织滴虫病等；常见羊的寄生虫病有肝片吸虫病、莫尼茨绦虫病、多头蚴病（脑包虫病）、棘球蚴病（包虫病）、鼻蝇蛆病、疥螨病、泰勒虫病等。

1.临床表现

畜禽感染寄生虫，常见消瘦、腹泻、贫血、黄疸、瘙痒（疥螨病）或神经症状（脑包虫）等。

寄生虫可消耗动物营养、降低饲料报酬，引起的经济损失是比较严重的。如，仔猪感染蛔虫后，其增重情况比健康生猪下降，甚至形成"僵猪"或死亡。有些寄生虫还可能引起动物急性发病、死亡，如，鸡、兔球虫病，猪弓形虫病等。还有些寄生虫可以感染人。

2.防控措施

一般以全群或规模场的一个圈舍为单位进行同期驱虫较为有效。

（1）猪寄生虫病的防治

母猪可在产前4周左右驱虫；仔猪断奶后驱虫，外来猪须经过隔离、驱虫后方可混群。

1)选用虫克星、阿维菌素等药物驱治线虫病和疥螨病，选用左旋咪唑或丙硫咪唑等药物驱治线虫病和绦虫病，选用三氮脒（贝尼尔）或咪唑苯脲等药物治疗附红细胞体病，选用磺胺类药物治疗弓形体病。推荐使用剂量如下：

0.2%阿维菌素预混剂：每吨饲料中添加1千克，搅拌均匀，连用7天。疥螨感染严重的猪可延长至10～15天。也可用伊维菌素注射剂治疗。

0.2%阿维菌素、虫克星粉剂：每千克体重0.3毫克剂量拌料，1次投服。7～10天后，重复1次。

三氮脒（贝尼尔）：每千克体重5～10毫克，用生理盐水稀释成5%溶液，分点肌肉注射，1天1次，连用3天。

咪唑苯脲：每千克体重用1～3毫克，1天1次，连用2～3天。

2)在给猪投药驱治疥螨病的同时，选用溴

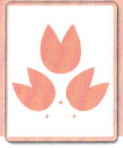

氰菊酯、双甲脒或螨净等对猪舍、用具、运输工具等进行喷洒灭虫；彻底清除粪便、污水，粪料堆积发酵，利用生物热杀灭虫卵。

(2)禽球虫病和禽组织滴虫病的防治

1)球虫病的防治。成禽与雏禽分开喂养。保持禽舍干燥、通风和运动场卫生，定期清除粪便，堆放发酵。保证饲料、饮水清洁，笼具、料槽、水槽定期消毒，一般每周1次。防治可交替使用氯苯胍（治疗按每千克饲料6.6克混饲3~7天）、氨丙啉、硝苯酰胺（每千克25~30克，连用3~5天）、地克珠利（按每千克1.5克浓度混饲连用）、马杜拉霉素等药物。

2)禽组织滴虫。甲硝唑（灭滴灵）按400克/吨混于饲料中治疗。

(3)羊寄生虫病的防治

羊的寄生虫病较多。一般春秋两季或每个季度，根据当地流行的寄生虫病情况开展全群预防性驱虫，羔羊断奶后需要健胃驱虫。

1)羊肝片吸虫病。

①药物驱治。每千克体重用硝氯酚3~5毫克，空腹1次灌服。还可选用肝蛭净、蛭得净、丙硫咪唑等药物。

②粪便处理。圈舍内的粪便尤其是驱虫后排出的粪便，每天清除后进行堆积发酵，以便杀灭虫卵。

③放牧管理。选择高燥草场放牧，定期轮牧，不要到低湿、沼泽地带去饮水，消灭椎实螺，有病变的肝脏立即做深埋或焚烧等无害化处理。

2)羊棘球蚴病（包虫病）。该病是人畜共患病，重在预防。要控制牧羊犬数量，用吡喹酮每月给犬驱虫1次，剂量为每千克体重5毫克。保持犬舍清洁，每日清除的犬粪要焚烧或深埋。禁止犬在羊舍、饲料库及饮水附近饲养或出入，防止感染。加强产品的检疫，对患病羊的器官要销毁或做无害化处理，禁止任意抛弃或喂犬。

3)疥螨病。发病地区每年夏季剪羊毛后一二周内，用杀螨药物对所有羊进行药浴或喷淋。

溴氰菊酯：50~100毫克/升药浴或喷淋。

螨净：20%乳化剂按1∶1000的比例药浴或喷淋。圈舍杀虫按1∶10的比例喷洒（100平方米）。

伊维菌素、多拉菌素：每千克体重0.2毫克，严重病畜间隔7~12天重复用药1次。

4)羊泰勒虫病。做好灭蜱工作。在疫区，发病季节对羔羊应用2%贝尼尔溶液，按每千克体重5毫克肌肉注射，每隔10~15天注射1次。也可用咪唑苯脲，按每千克体重1.5~2毫克肌肉注射。

5）其他不明事项可以随时拨打12316询问专家。

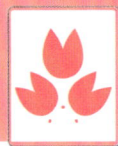

疫苗选择使用与免疫失败的预防措施

注射疫苗可以使健康畜禽产生特异性免疫抵抗力，预防相关传染病的发生和流行。

1.疫苗的选择和使用

（1）疫苗种类的选择

根据当地疫病流行情况和动物种类、大小选用适宜的疫苗，如猪常用的有猪瘟疫苗、伪狂犬病疫苗、蓝耳病疫苗、口蹄疫疫苗等，羊常用的有三联四防苗、羊痘、口蹄疫 O 型和亚洲 I 型二联灭活苗等。

（2）疫苗的选购和保存

选购疫苗时，应根据饲养动物的数量和疫苗的免疫期限制订疫苗用量计划，并到有疫苗经营资质的单位选购疫苗。不购瓶壁破裂、瓶签不清或记载不详的疫苗，不购没有按要求保存和快到失效期的疫苗。

严格按照疫苗说明书规定的条件保存疫苗。疫苗禁止阳光直射和高温，应保存于冷藏库或冰箱中，暂时不用的冻干苗通常在 −15℃以下冷冻保存，水剂或油剂苗通常在 4℃~8℃冷藏保存，鸡马立克氏病冰冻细胞苗要求更严格，要贮存于液氮中。

在运送疫苗的过程中，须避免阳光直射和高温，寒冷季节要避免疫苗冻结，也要避免反复冻结和融化。尤其在运送活疫（菌）苗时，应冷藏保存，不宜把疫苗放入衣袋内，以免因人体体温影响而降低效力。

（3）正确使用疫苗

使用疫苗前应仔细查看瓶签及使用说明，油剂或水剂疫苗要充分振荡，使沉淀物混合均匀。按要求剂量，选用疫苗说明书推荐的免疫方法，如，鸡的弱毒疫苗用点眼、滴鼻、饮水、喷雾或注射方法接种，喷雾免疫只能用于 1 月龄以上较大的鸡；油苗用注射方法，要严格消毒后注射，并详细记录注射剂量、日期、疫苗产地、出厂时间等，注射后要随时观察有无疫苗反应。

（4）制订合理的免疫程序

养殖场、养殖户首先应了解本地流行的疫病和流行疫病的风险，咨询兽医专业人员，借助实验室检验数据，制订合理的免疫程序，做到有的放矢。不同动物的不同疫病，有不同的免疫程序。

（5）注射疫苗的四个禁忌

一忌过多或过少注射疫苗；二忌孕畜注射疫苗，除说明要求给怀孕母畜注射外（如猪大肠杆菌苗），一般弱毒疫苗不能给怀孕母畜注射；三忌同时注射两种以上疫苗；四忌注射疫苗时消毒不严，畜禽免疫接种时，最好每头（只）换一枚针头。

2.免疫失败的预防措施

（1）免疫失败的主要表现

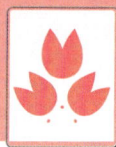

免疫失败的主要原因有动物自身因素、疫苗因素和其他因素。临床上免疫失败的表现是多种多样的，但主要有以下几种。

1）动物接种疫苗后仍发生相应的疾病。

2）动物接种后虽不发生相应的疾病，但动物机体抵抗力降低，使其发生混合感染的疾病增多。

3）群体接种疫苗后虽未发生明显的疾病，但引起群体生产性能降低，如饲料利用率降低、生长缓慢等现象。

4）注射后动物很快发生相应疾病死亡，或虽不死亡，也不表现临床症状，但体内检测不到抗体。

5）出现隐性感染、持续感染和带毒动物及垂直感染现象。

（2）采取综合措施预防免疫失败

1）改变"重养轻防、轻防重治"的观念，走出只重视饲养硬件设施的建设，不注重饲养管理环节中软件完善的误区。

2）注意严格控制疾病的传染源，严防病原的入侵，从防控疫病的源头抓起。

3）重视动物养殖场户的环境卫生，改善动物生态环境。

4）加强饲养管理，提高动物的体质，增强动物的抗病能力。

5）加强检疫、消毒、隔离工作，防止传染病的水平传播。

6）因地制宜地认真做好科学免疫工作，重点注意以下几点：

①深入了解和随时掌握本地区的疫情，对高毒力型的疫苗应非常慎重，非万不得已不使用。

②根据所饲养动物的用途、种类及饲养规模，选用不同的疫苗及制订不同的免疫程序。

③加强免疫前的检测工作。

④考虑免疫途径，根据疾病的性质、疫苗的特点，采用合理、有效的免疫接种途径。如羊痘疫苗应当通过皮内接种方才有效（接种疫苗和青霉素过敏试验类似）。

⑤充分认识不同疫苗之间的干扰或协同作用，对接种时间做科学安排。

⑥注意所选择疫苗菌毒株的血清型、亚型与本地、本场所流行的毒株的一致性。同时根据疫苗的性质和质量，正确地选择疫苗种类。

⑦疫苗的使用剂量一定要足，但不可过大，同时注意疫苗稀释量的确定。

⑧根据免疫检测结果及发生疫病的性质，对免疫程序做必要的修改和补充。

⑨防疫人员在进行免疫接种工作时，须穿工作服及胶鞋，接种工作开始前和结束后用清水洗净并消毒。

为提高免疫效果，在疫苗接种前后，可考虑在饲料或饮水中添加维生素、黄芪多糖等。

其他不明事项可以随时拨打 12316 询问专家。

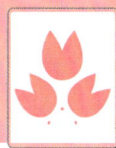

畜禽养殖消毒技术

消毒是指用物理或化学等方法杀灭病原微生物或使其失去活性,切断传播途径,防止传染性疾病的发生与流行,是预防和消灭传染病的主要手段之一。消毒又分为日常消毒、即时消毒和终末消毒。

日常消毒实际上是预防性消毒,是定期向各入口处消毒池内投放消毒剂,定期对道路、栏舍、畜禽群的消毒;对临产前的产房、产栏及临产母畜的消毒;对仔畜断脐、剪耳号、断尾、阉割时的术部消毒;人员、车辆出入栏舍、生产区时的消毒;饲料、饮水及空气的消毒;医疗器械如体温表、注射器、针头的消毒等。

即时消毒也就是随时消毒,是当畜禽群中有畜禽发生疫病或死亡时,立即对其所在栏舍进行局部强化消毒,包括对发病、死亡畜禽的消毒和无害化处理。

终末消毒实际上是大消毒,主要用于全进全出生产中,当畜禽群全部转出畜禽舍或单元而空栏后,或发生烈性传染病无害化处理后进行的大消毒。

1.消毒的方法

(1)浸洗法

如发生了传染病后,对圈舍的地面、墙壁用消毒液清洗;接种疫苗或打针时,对注射局部用

强效碘、酒精棉球擦拭等。

(2)浸泡法

是将被消毒物品浸泡于消毒药液中,此法常用于医疗、剖检器械的消毒。

(3)喷洒法

消毒时将配好的消毒药液装入喷雾器内或专用消毒器内,对畜禽体表、圈舍、地面及墙壁、用具、车、船以及畜禽产品等进行喷雾消毒。喷雾消毒的药液应均匀散布,可用于发生传染病时的消毒或平时的日常消毒。

(4)熏蒸法

如二氧化氯熏蒸消毒法、过氧乙酸熏蒸消毒法、甲醛熏蒸消毒法。

(5)生物学消毒法

多用于废弃物及排泄物的堆积发酵处理。

2.消毒前的准备

消毒前应清除污物、粪便、饲料、垫料等;至少要备用两种以上消毒药品;准备喷雾器或火焰喷射枪、消毒车辆、消毒防护用品(如口罩、手套、防护靴等)、消毒容器等。

3.环境消毒

金属设施、设备可采用火焰、熏蒸等方式消毒;圈舍、场地、车辆等可采用消毒液清洗、喷洒等

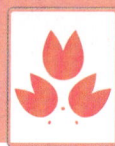

方式消毒,车辆进出的门口要设消毒池,池内加入足量的 2%～4% 的烧碱溶液。送料车辆要用 0.3%～0.5% 的过氧乙酸或灭毒净等消毒液喷洒消毒。道路、场地每周至少打扫一次,每隔 3～4 天用 3%～5% 的烧碱溶液等喷洒消毒一次,以轻微洒湿地面为宜;废弃饲料、垫料等采取深埋发酵或焚烧处理等方式消毒;粪便等可采取堆积密封发酵或焚烧等方式消毒;饲养、管理等人员淋浴;饲养、管理人员的衣帽鞋等可能被污染的物料,可采取浸泡、高压灭菌等方式消毒。

4.带动物消毒

可选用按说明配好的低毒、无腐蚀高效消毒液(如灭毒净、拜洁等),直接向动物和圈舍地面、墙壁等处喷洒。

养殖畜禽要认真开展消毒工作。目前常用的消毒剂及其用法见下表。

目前常用的消毒剂及其用法

类别	名称(商品名)	常用浓度及用法	消毒对象
碱类	烧碱	1%～5% 浇洒	空栏消毒、消毒池
	生石灰	10%～20% 刷拭	空栏消毒
酚类	复合酚(菌毒灭华威Ⅱ号、菌毒敌)	1:100 喷洒	发生疫情时栏舍环境强化消毒
		1:300 喷洒	空栏消毒、载畜消毒、消毒池
季铵盐类	新洁尔灭	0.1% 浸泡	皮肤及创伤消毒
	拜洁	1:500 喷雾	舍内外环境消毒、载畜消毒
	50%百毒杀	1:100～1:300 喷雾	舍内外环境消毒、载畜消毒
酸类	灭毒净	1:500 喷雾	舍内外环境消毒、载畜消毒
卤素类	有机氯	0.1%浸泡	舍内外环境消毒、载畜消毒
	碘(碘酊、碘甘油)	2%～5%外用	皮肤及创伤消毒
	络合碘(碘伏或聚维酮碘)	50～100 毫克/千克	舍内外环境消毒、载畜消毒
	次氯酸钠	25～600 毫克/升喷洒	舍内外环境消毒、载畜消毒
氧化剂	高锰酸钾	0.1%浸泡	皮肤及创伤消毒
	过氧乙酸	0.5%喷雾熏蒸	舍内外环境消毒
醇类	酒精	70%外用	皮肤及创伤消毒

其他不明事项可以随时拨打 12316 询问专家。

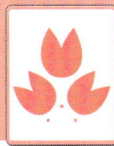

奶牛的传染病预防和常见病防治

奶牛发病严重、损失较大的传染病包括口蹄疫、布鲁氏菌病、结核病、炭疽、牛病毒性腹泻、犊牛大肠杆菌病等。除牛病毒性腹泻和犊牛大肠杆菌病外，患前四种病时要及时扑杀淘汰，并经过无害化处理。牛可以将布鲁氏菌病、结核病、炭疽传染给人。患布鲁氏菌病、结核病的人员不得饲养奶牛。

1.传染病预防措施

(1)消毒

贯穿养牛全过程，所有养牛的场点、环境等地面要每周消毒。消毒前要将圈舍的粪沟、地面、墙壁、栏杆、顶棚、窗台、电线等所有地方清洗干净，不留粪渣、灰尘、污物，各种设备、物品清洗消毒后放回原处或重新安装。在各个入口放置消毒盆，人员进出时踩踏消毒。

(2)免疫

针对当地流行的传染病，要按疫苗说明书，在兽医人员指导下，确定接种疫苗的时间，然后定期接种。对牛来讲，国家强制免疫 O 型、亚洲 1 型和 A 型口蹄疫，养殖户应该按照当地动物防疫部门的要求接种口蹄疫疫苗。一般不允许给奶牛注射布鲁氏菌病疫苗。

(3)隔离

各个圈舍之间、圈舍和其他农户的圈舍之间、养殖人员和贩运的人车之间不直接接触或交叉使用物料、工具。

(4)观察

经常观察奶牛，有吃料减少、体温升高等异常时应尽早采取措施，把传染病消灭在初期。如果怀疑为口蹄疫等大的传染病，就要上报乡畜牧兽医站、县动物疫病预防控制中心或县动物卫生监督所的人员。

(5)诊断

一旦发现牛发病时应请兽医人员指导，必要时采集病料送到实验室化验，确定病因，采取针对性较强的措施。牛结核病的诊断可以在现场进行"皮内变态反应"完成。

(6)治疗

除重大传染病以外的病，一般疾病应采取对症治疗、抗菌消炎等措施，配合保温或防暑等措施，及早隔离、治疗。

(7)淘汰

对发病严重的奶牛和发育不良、产奶少的牛及早淘汰。同时监测布鲁氏菌病(虎红平板凝集实验和试管凝集实验)和结核病（皮内变态反应），淘汰阳性牛。

(8)清洁

改善饲养的环境条件，保持圈舍清洁卫生，污水、粪尿要及时定点清除处理。

2.常见病防治

(1)乳房炎

定期使用快速诊断试剂检测牛奶，对患牛早

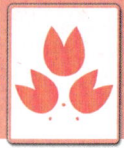

期治疗。日常生产中保证牛舍、挤奶卫生；经常刷拭牛体，保持乳房清洁；挤奶前后，对牛乳头施行药浴，一般常用 0.5%碘液或 0.1%新洁尔灭溶液。在干乳前最后一次挤奶后，向乳房内注入适量抗生素，如青霉素 80 万~100 万单位和链霉素 0.5 克。其他治疗措施包括乳房内注入药物、肌肉或静脉内注入药物、乳房封闭疗法等，这些需要兽医人员实施。此外还可对乳房实施按摩或冷敷、热敷及涂擦刺激物。

（2）子宫内膜炎

患牛拱腰，举尾，有时努责，不时从阴道内流出大量污浊或棕黄色黏脓性分泌物，有腥臭味，内含絮状物或胎衣碎片，常附着在尾根形成干痂，导致奶牛不孕。治疗时肌注催产素或静注 10%氯化钙液 100~200 毫升，诱导子宫内分泌物排出。也可充分冲洗后往子宫腔内灌注青链霉素合剂，每日或隔日 1 次，连续 3~4 次。对纤维蛋白性子宫内膜炎应禁止冲洗，以防炎症扩散，应向子宫腔内投入抗生素，且采取全身疗法。

（3）生产瘫痪

预防的最有效办法是产前减少钙的摄入量。治疗常用 50%葡萄糖 500 毫升、10%氯化钙 500 毫升一次静注。还可配合硫酸镁、磷酸钠等药物治疗。也可用 20%葡萄糖酸钙 500~1000 毫升静注。一次不见效，6~12 小时后可重复一次。并使用乳房送风器向乳房内打气。

（4）奶牛多汗症

一般产三胎以上的奶牛多见，产奶量越高，多汗病出现得越早，而且汗量也多，治疗以补钙为原则，10%氯化钙注射液 200 毫升、10%葡萄糖注射液 1000 毫升、10%安钠咖 20 毫升，一次静注，每日 1 次，连用 3 天。可同时使用中药：黄花 100 克，党参 60 克，五味子 60 克，当归 60 克，甘草 60 克，经研磨后温开水冲调一次灌服。每天 1 次，连服 3 天。

（5）牛蹄叶炎

防控措施包括保证饲料精粗比、钙磷比适当；保持牛舍、牛床、牛体清洁干燥；保证牛床上有足够多的干燥清洁垫料；奶牛的休息时间应保持 4 小时以上；定期喷蹄浴蹄，夏季每周用 4%的硫酸铜溶液或消毒液进行一次喷蹄浴蹄，冬季容易结冰，每 15~20 天进行一次。建造长 5 米、宽 2~3 米、深 10 厘米的药浴池，池内放入 4%的硫酸铜溶液，让奶牛上台挤奶和放牧时走过，达到浸泡目的。

适时正确地修蹄护蹄。治疗时首先彻底清蹄，用清水和棕刷、蹄刀等去除蹄部污物，然后进行必要的修整，充分暴露病变部位，彻底清除坏死组织，再用 10%碘酊涂抹，用消炎粉和硫酸铜适量涂于伤口，再用鱼石脂外敷，绷带包扎蹄部即可。如患蹄化脓，应彻底排脓，用 3%的过氧化氢溶液冲洗干净，如有较大的瘘管则做引流术。3 天后换药 1 次，一般 1~3 次即可痊愈。为缓解疼痛，可用 1%普鲁卡因 20~30 毫升进行蹄趾神经封闭。静脉注射 5%碳酸氢钠溶液 500~1000 毫升、5%~10%葡萄糖溶液 500~1000 毫升。也可静脉注射 10%水杨酸钠溶液 100 毫升、20%葡萄糖酸钙 500 毫升。严重蹄病应配合全身抗生素药物疗法，同时可以应用抗组织胺制剂、可的松类药物。

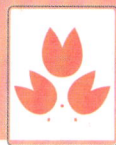

怎样防治奶牛乳房炎

乳房炎是泌乳母牛常发病之一。一般发病率在 20%～60%，它不仅影响产奶量，造成经济损失，而且影响乳的品质，危及人的健康。

1.临床表现

奶牛患乳房炎时食欲正常或略微减少，体温正常或稍升高。乳房红、肿、热、痛，乳房内可摸到硬块，产奶量明显下降，乳汁反常，呈灰白色，内有奶块、絮状物。有的反复发生，病程长，产奶量下降，药物反应差，挤奶时头几把奶有块状物；重者乳汁中有脓汁，可摸到乳房硬性肿块，硬如卵石；时间长者，乳房萎缩，乳头管呈一条绳索样的硬条，挤奶困难。

这是由于粗暴的挤奶方式造成的乳头损伤，乳头端形状为内翻形或口袋形及漏斗形等缺陷，牛乳房随机出现的各种外伤等为细菌的感染创造了条件，导致细菌感染引起的。

2.防控措施

（1）预防措施

加强饲养管理，保证牛舍、牛体、挤奶器械卫生是预防乳房炎的最基本手段。如运动场平整，排水畅通，干燥，经常刷拭牛体，保持乳房清洁等。其次，手工挤奶时，应用拳握法，禁用拉长乳头的扯抒法挤奶。机器挤奶时，真空泵应保持在 300～360 毫升汞柱，节拍频率保持在 60～70 次/分，挤完奶后，应及时取下奶杯，以防发生空挤。否则，会损伤乳头黏膜或皮肤，造成细菌感染。第三，挤奶前后应对牛乳头施行药浴，以杀灭附着在乳头末端及其周围和乳头管内的病原菌。

一般常用的浸浴药液有：0.5%碘液，0.1%新洁尔灭，0.5%洗必泰溶液。在挤完奶后不超过 1 分钟，立即进行乳头药浴。最后是加强干乳期隐性乳房炎的防治，在干乳前最后一次挤奶后，向乳房内注入适量抗生素，如青霉素 80 万～100 万单位和链霉素 0.5 克，或注入金霉素或土霉素软膏。普邻卡乳剂：硫酸卡那霉素 100 毫克，邻氯青霉素 1000 毫克，普鲁卡因青霉素 30 万单位，10 毫升/支。还可在奶牛预产期前 10 天和 5 天注射 3000 单位维生素 E。

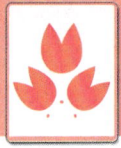

(2)治疗措施

乳房急性炎症发展快，在发病第2天乳房组织中便可以出现不可逆性变化，因此乳房炎的治疗越早越好，治疗期间应适当限制饮水，以减轻乳房负担；加强牛舍、牛体及环境卫生。目前，发现环丙沙星对混合病原菌引起的临床型乳房炎治疗效果最佳。

1)乳房内注入药物。在每次挤乳挤完最后一把残乳汁后，把经过消毒后的乳导管插入乳头管内，用注射器向内注入5%环丙沙星50毫升或青霉素80万单位和链霉素50万单位。注射完毕后，可轻轻捏一下乳头，防止漏出，每日2次，连续2~4天。

2)肌肉或静脉内注入药物。主要用于精神不好、发烧、吃草料减少的病牛。静脉注射10%氯化钙或10%葡萄糖酸钙注射液200～300毫升，同时把青链霉素混入5%葡萄糖内注射。

3)乳房基底封闭疗法。前叶发炎时，在乳房前腹壁与乳房基部之间，将针头向对侧膝关节方向刺入8~10厘米，注入药8毫升；后叶发炎时，术者位于牛的后方，在左右乳房中线离乳房基部2厘米处后缘将针头向同侧腕关节方向刺入，注入普鲁卡因溶液150~200毫升，加青霉素100万单位和链霉素80万单位。此方法最好配合乳头内注射法，1日1次，连续4~5天。

4)乳房按摩。作用在于促进乳汁及乳腺废旧上皮的排出，恢复乳腺管道的通透性，加强乳房血液及淋巴循环。但纤维蛋白性、化脓性、出血性及蜂窝组织炎性乳房炎时，禁止按摩乳房。按摩每天可进行2~3次，每次10~15分钟。对浆液性乳腺炎和异常的乳房水肿，应从乳头基部开始，由下向上进行。对卡他性乳房炎，为恢复腺管通畅，应由上向下进行按摩。

5)冷敷、热敷及涂擦刺激物。为制止炎性渗出，在炎症初期需冷敷，2~3日后可热敷(30%硫酸镁溶液)，以促进吸收。乳房上涂抹樟脑软膏、复方醋酸铅软膏等，可以促进吸收，消散炎症。

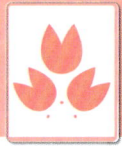

肉牛的传染病预防和常见病防治

肉牛的传染病预防和常见病防治

肉牛发病严重、损失较大的传染病包括口蹄疫、布鲁氏菌病、结核病、炭疽、牛病毒性腹泻—黏膜病、牛支原体肺炎、犊牛大肠杆菌病、牛出血性败血病等。牛患前四种病时要及时扑杀淘汰，并经过无害化处理。其中布鲁氏菌病、结核病、炭疽是人畜共患病，患布鲁氏菌病、结核病的人员不得饲养肉牛。

1.传染病预防措施

（1）消毒

贯穿养牛全过程，所有养牛的场点、环境、办公室、厨房等地面要定期消毒。消毒前要将圈舍的粪沟、地面、墙壁、栏杆、顶棚、窗台、电线等所有地方清洗干净、清洁，不留粪渣、灰尘、污物，各种设备、物品清洗消毒后放回原处或重新安装。在各个入口放置消毒盆，人员进出时踩踏消毒。

（2）免疫接种

是指针对当地流行的传染病，按疫苗说明书，在兽医专业人员的指导下进行免疫接种。对牛来讲，国家强制免疫 O 型、亚洲 1 型和 A 型口蹄疫，养殖户应该按照当地动物防疫部门的要求接种口蹄疫疫苗。一般不允许给种牛注射布鲁氏菌病疫苗。

（3）隔离

各个圈舍之间、圈舍和其他农户的圈舍之间、养殖人员和收奶、购牛的人车之间不直接接触或交叉使用物料、工具。

（4）观察

经常观察牛只，有吃料减少、体温升高等异常时应尽早采取措施，把传染病消灭在初期。如果怀疑为口蹄疫等传染病，就要上报乡畜牧兽医站、县动物疫病预防控制中心或县动物卫生监督所的人员。

（5）诊断

一旦发现牛发病时，应请兽医人员诊断，必要时采集病料送到实验室化验，确定病因，采取针对性较强的措施。牛结核病的诊断可以在现场进行"皮内变态反应"完成。

（6）治疗

除重大病外的一般疾病，可采取对症治疗、抗菌消炎，配合防暑等措施进行治疗。

（7）淘汰

对发病严重的牛和发育不良的牛及早淘汰。同时监测布鲁氏菌病和结核病，淘汰阳性牛。

（8）清洁

改善饲养的环境条件，保持圈舍清洁卫生，污水、粪尿要及时定点清除处理。

2.常见病防治

（1）瘤胃臌气

防止牛采食过量的多汁、青草和豆科植物

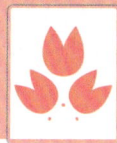

（如苜蓿）以及易发酵的甘薯秧、甜菜等；不在雨后或带有露水、霜等的草地上放牧；大豆、豆饼类饲料要用开水浸泡后再喂；严禁饲喂发霉腐败饲料。治疗时臌气严重的病牛要用套管针进行瘤胃放气，臌气不严重的用消气灵（二甲基硅氧烷聚合物）20 毫升灌服。当患畜倒地难以灌服时，也可用 3 倍～5 倍的水稀释后，以 16 号针头在患畜左侧瘤胃三角区做瘤胃注射。为抑制瘤胃内容物发酵，可内服防腐止酵药，如鱼石脂 20～30 克、福尔马林 10～15 毫升或 1%克辽林 20～30 毫升加水配为 1%～2%溶液。促进嗳气，向舌部涂布食盐、黄酱，或将一根短木棍横于口内，促使其呕吐或嗳气；静注 10%氯化钠 500 毫升，内加 10%安钠咖 20 毫升；为促进瘤胃蠕动，可内服酒石酸锑钾 8 克或番木鳖酊 15 毫升。泡沫性臌气须投服止泡剂，如二甲基硅油、硫代丁二酸辛钠、消胀片等。

（2）瘤胃积食

粗饲料在瘤胃中过多聚积。防控措施包括防止过食，避免突然更换饲料，粗饲料要适当加工软化后再喂。治疗措施包括按摩疗法、下泻疗法（硫酸镁或硫酸钠 500～800 克，加水 1000 毫升，液体石蜡油或植物油 1000～1500 毫升，鱼石脂 20 克给牛灌服）、促蠕动疗法（如 10%氯化钠溶液 300～500 毫升静脉注射，同时用新斯的明肌肉注射，碳酸氢钠 200～300 克，食醋 500～1000 毫升，先灌碳酸氢钠，后灌食醋）、洗胃疗法、输液疗法（25%的葡萄糖 500～1000 毫升，复方氯化钠溶液或 5%糖盐水 3000 毫升，5%碳酸氢钠溶液 500～1000 毫升等，一次静脉注射）和切开瘤胃疗法。

（3）牛肌肉风湿

病牛往往突然发病，体温升高，呻吟，食欲减退。患部肌肉或关节疼痛，背腰强拘，跛行，并随适当运动而暂时减轻。防控应避免受风、寒、湿侵袭。治疗常用 10%水杨酸钠注射液 200～300 毫升、5%葡萄糖酸钙注射液 200～500 毫升，或 0.5%氢化可的松注射液 100～160 毫升，分别静脉注射，每天 1 次，连用 5～7 天。对慢性风湿病，可用酒糟热敷，也可用醋炒麸皮（麸皮 6 千克、醋 4500 毫升，充分混合）至烫手，装入麻袋热敷。热敷时，须将牛拴在温暖厩舍内，使之发汗。也可用中药独活寄生汤加减灌服。

（4）过食精料酸中毒

主要是由于突然采食大量谷物饲料（如大麦、小麦、玉米、谷子、高粱等），或长期过量饲喂块根类饲料（甜菜、马铃薯等）以及酸度过高的青贮饲料等所致。防控措施包括：制止瘤胃内继续产酸，可用 1%氯化钠溶液或 1%碳酸氢钠溶液反复洗胃，直至瘤胃液呈碱性为止；解除酸中毒，可静脉注射 5%碳酸氢钠溶液 1000～2000 毫升；脱水时应及时补液，可用 5%糖盐水、复方氯化钠液或生理盐水等；心力衰竭时应用强心剂，如 20%安钠咖液 10～20 毫升，静脉或肌肉注射；缓解神经症状，可用 20%甘露醇或 25%山梨醇 500～1000 毫升，静脉注射；兴奋瘤胃运动机能，可用新斯的明 4～20 毫克或毛果芸香碱 40～60 毫克，皮下注射。对严重的瘤胃酸中毒病牛，可行瘤胃切开术，直接取出瘤胃内容物，如能同时移入健康牛瘤胃液，则效果更好。

羊的传染病预防和常见病防治

肉羊发病严重、损失较大的传染病包括小反刍兽疫、口蹄疫、绵羊痘和山羊痘、羊布鲁氏菌病、羊炭疽、羊传染性脓疱、山羊传染性关节炎—脑炎、羊黑疫、羊快疫、羊肠毒血症、羊猝疽、羔羊梭菌性痢疾、羊链球菌病、羊巴氏杆菌病、羔羊大肠杆菌病、羊支原体肺炎等。羊患前四种病时要及时扑杀淘汰，并经过无害化处理。布鲁氏菌病、炭疽是人畜共患病。

1.传染病预防措施

（1）消毒

贯穿养羊全过程，所有养羊的场点、环境等地面都要定期消毒。消毒前要将圈舍的粪沟、地面、墙壁、栏杆、顶棚、窗台、电线等所有地方清洗干净、清洁，不留粪渣、灰尘、污物，各种设备、物品清洗消毒后放回原处或重新安装。在各个入口放置消毒盆，人员进出时踩踏消毒。

（2）免疫接种

对风险较大的传染病，要按疫苗说明书，在兽医专业人员的指导下进行免疫接种。对羊来讲，国家强制免疫 O 型、亚洲 1 型和 A 型口蹄疫，养殖户应该按照当地动物防疫部门的要求接种口蹄疫疫苗。一般不允许给种羊注射布鲁氏菌病疫苗。此外，养羊户还要接种绵羊痘和山羊痘疫苗、羊三联四防苗等疫苗。

（3）隔离

各个圈舍之间、圈舍和其他农户的圈舍之间、养殖人员和收奶、购羊的人车之间不直接接触或交叉使用物料、工具。

（4）观察

经常观察羊群，有吃草料减少、体温升高等异常时应尽早采取措施，把传染病消灭在初期。如果怀疑为口蹄疫、羊痘等大的传染病，就要上报乡畜牧兽医站、县动物疫病预防控制中心或县动物卫生监督所。

（5）诊断

一旦发现羊发病应请兽医人员诊断，必要时采集病料送到实验室化验，确定病因，采取针对性较强的措施。

（6）治疗

除重大传染病外，可采取饲料、饮水中加药，配合保温或防暑等措施，及早隔离、治疗。

（7）淘汰

对发病严重的羊和发育不良的羊及早淘汰，同时全群监测布鲁氏菌病，淘汰阳性羊。

（8）清洁

改善饲养的环境条件，保持圈舍清洁卫生，污水、粪尿要及时定点清除处理。

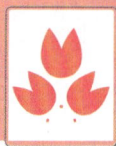

2.常见病防治

(1)羔羊梭菌性痢疾

以剧烈腹泻和小肠发生溃疡为主要特征。通过加强饲养管理,使母羊乳汁充足,保证羔羊健壮;羊舍室温不能过低;春、秋季注射羊厌氧菌五联苗或羔羊痢疾苗;羔羊出生后 12 小时内口服土霉素,每日 1 次,连续口服 3 次,有一定的预防效果。治疗可用磺胺脒 0.5 克、鞣酸蛋白 0.2克、次硝酸铋 0.2 克、重碳酸钠 0.2 克,或再加呋喃唑酮 0.1~0.2 克,加水灌服,每日 3 次。

(2)羊妊娠毒血症

品种、年龄、肥胖、胎次、怀胎过多、胎儿过大、妊娠期营养不良及环境变化等因素均可影响本病的发生。预防上,在妊娠后期防止营养不足,应供给富含蛋白质和碳水化合物并易消化的饲料,不喂劣质饲料。同时应避免突然更换饲料及其他应激因素。对肥胖、怀胎过多过大,以及易发生该病的品种,可在分娩前后适当补给葡萄糖,防止妊娠毒血症的发生与发展。治疗措施:25%~50%葡萄糖溶液,维生素 C 注射液,每天 1次,连用 5~7 天;胆碱注射液,肌醇注射液,1天 1 次;5%~10%葡萄糖溶液稀释,也可用醋酸可的松注射液肌肉注射,维生素 B_6,维生素 B_1 注射液,每天 1 次,连用 5~7 天,配用维生素 B_2,效果更佳;5%碳酸氢钠溶液,隔日或每日 1 次,连用 3~6 次。也可用乳酸钠等制剂。有水肿时,以多次少量为宜。

(3)新生羔羊虚弱

一是采取温水浴,用大盆盛 40℃~42℃温水,将羔羊躯体浸入温水里,头部伸向盆外,边洗浴边不时翻动。水浴 30 分钟后,羔羊口腔发热,睁开眼睛并出现吮乳动作,即可擦干羔羊放在温暖避风处哺给初乳。二是对体质弱或病情较重的羔羊,可在温水浴的同时用三磷酸腺苷 50 毫克、乙酰辅酶 A 50~100 国际单位、25%的葡萄糖 10 毫升、10%的葡萄糖酸钙 10 毫升混合静脉滴注,每天 1 次,连续 2 天。对初生弱羔羊要补喂鱼肝油及人用奶粉或肌肉注射维生素 A。

(4)羔羊风湿

保持圈舍温暖干燥和良好通风,减少舍内外温差、避免贼风侵袭和长期舍饲后突然远途放牧,可防止该病发生。治疗用安乃近注射液"百会穴"注射,按体重大小每只每次 2.5~5 毫升,每日 1 次,连注 3~5 日即愈。

(5)羊寄生虫病

包括蠕虫、羊鼻蝇蛆和螨虫等外寄生虫、羊球虫病和焦虫病等。养羊场可以选用吡喹酮、抗蠕敏、左旋咪唑、伊维菌素等药物内服或注射。可以选用贝尼尔注射防治焦虫病。可以选用螨净等药物药浴防治疥癣病等外寄生虫。每季度对羊群开展一次驱虫工作,具体可以咨询 12316,或在买兽药时咨询用药的剂量、方法和时间等。

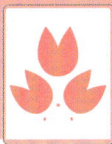

怎样防治羊肠毒血症

羊肠毒血症是由 D 型魏氏梭菌引起的羊急性死亡的疾病，污水、土壤中就有这种病菌，羊吃了被污染的饲料与饮水后可感染。在牧区多发于春夏之交、青草萌发及秋季牧草结籽后一段时间，农区常在收获季节发生。

1.临床表现

2~12 月龄膘情好的羊多发。发病急的，发病 1~4 小时后死亡；发病慢的病羊延至 1~3 天，采食困难、吞咽障碍、卧地不起，后期倒地出现腹泻，排出黄色粪便。盲目行走，步态不稳，最后倒地，全身肌肉颤抖，磨牙，呻吟，口吐大量白沫，四肢抽搐痉挛，脚扑打，头颈向后弯曲，张口伸舌而死。剖开死羊后，有的病羊两肾或单肾软化如泥，触压即烂。小肠黏膜出血，重者整个肠壁呈血红色。

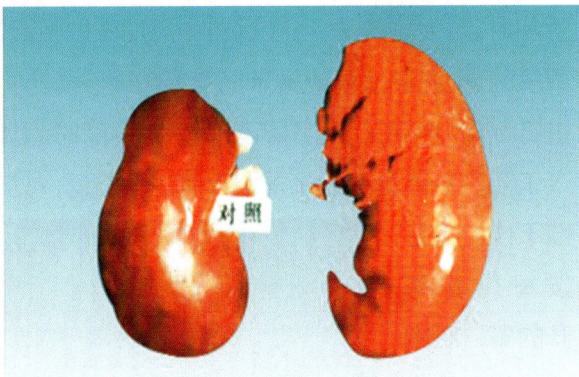

肠膨胀，肠及肠淋巴结淤血

肾脏明显软化，被膜不易剥离

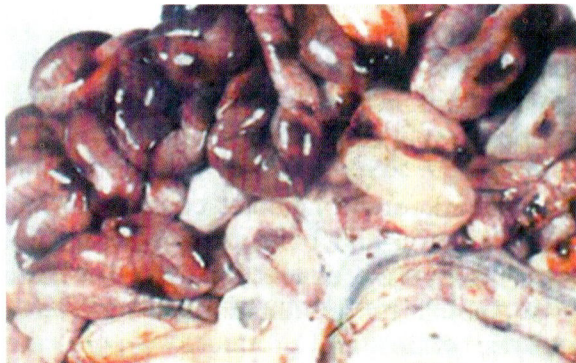

2.防控措施

该病病程急，往往来不及救治，因此要加强饲养管理，农区、牧区春夏之际少抢青、抢茬，避免在青草萌发的地方放牧，秋季避免吃过量结籽饲草，精、粗、青料要合理搭配。不去低洼水脏的地方放牧或饮死水。

对羊圈使用强力消毒灵，每周消毒 2 次。

发生本病时将病羊隔离，所有羊饮水中加 0.1%高锰酸钾，饮一次，并将其他羊转移至干燥牧地或转移圈舍，同时注射疫苗紧急预防。

发病较多的地方每年春季和秋季注射羊厌氧菌病三联四防苗或五联苗，大小羊一律皮下或肌肉注射 5 毫升。

羊梭菌病三联四防氢氧化铝菌苗用于预防羊快疫、羊猝狙、羔羊痢疾以及羊肠毒血症，注射后 14~21 天可产生免疫力。体质较弱，食欲或体温不正常的羊不宜注射疫苗。

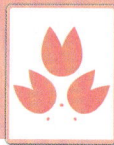

怎样防治羊传染性胸膜肺炎

羊传染性胸膜肺炎，又称羊支原体性肺炎、"烂肺病"，是由支原体引起的一种以高热、咳嗽、胸和胸膜粘连为特征，病死率很高的传染病。

1.临床表现

本病主要通过空气飞沫经呼吸道传染，接触传染性强。阴雨连绵、寒冷潮湿、营养缺乏、羊群密集、拥挤等不良因素容易导致本病的发生。

病初体温升高，继之出现短而湿的咳嗽，伴有鼻涕。4～5 天后，咳嗽变干而痛苦，鼻液转为黏液、脓性并呈铁锈色，黏附于鼻孔和上唇，结成干涸的棕色痂垢。多在一侧出现胸膜肺炎变化，按压胸壁表现敏感、疼痛，这时高热不退、食欲锐减、呼吸困难和痛苦呻吟、眼睑肿胀、流泪或有黏液、脓性眼屎。孕羊大批（70%～80%）发生流产。最后病羊倒卧，极度衰弱萎靡，有的发生鼓胀和腹泻，甚至口腔中发生溃烂，唇、乳房等部位皮肤出现丘疹。病期多为 7～15 天，有的可达 1 个月左右。经常发病的地方，羊发病后症状轻微，病羊间有咳嗽和腹泻，鼻涕时有时无，身体衰弱，被毛粗乱无光。在此期间如饲养管理不良，与急性病例接触或机体抵抗力由于种种原因而降低时，很容易复发或出现并发症，迅速死亡。

肺和胸膜轻度粘连，有少量积液，肺脏局部红色肉变。

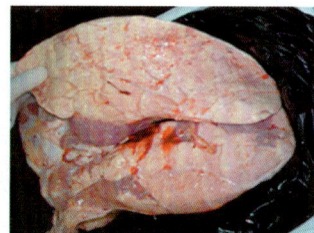

肺脏局部红色肉变

2.防控措施

1）严禁从发过病的地方购买或引进羊，引进的羊要隔离观察 1 个月。

2）圈舍和用具等可用新洁尔灭、聚维酮碘或 3%的烧碱溶液消毒，每 3 天 1 次。

3）发病或发病风险较高的地方，每年春季和秋季分别注射 1 次羊传染性胸膜肺炎氢氧化铝菌苗预防。

4）一旦发病，应及时将病羊分离出去，健康羊群全部用羊传染性胸膜肺炎氢氧化铝疫苗紧急注射。对大群病羊，可在饲料中添加泰妙菌素、泰乐菌素、恩诺沙星或氟苯尼考等和磺胺类药物进行治疗，连用 7 天，用药期间饲料中同时添加人工盐。对体温高的病羊配合肌注安乃近，对食欲不佳的病羊按每只 4 毫升的量，肌肉注射复合维生素 B。

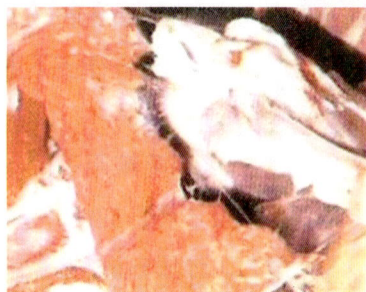

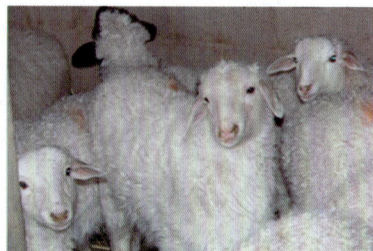

肺脏和胸壁之间出现丝状物甚至粘连

脓性鼻液黏附于鼻孔

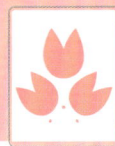

怎样预防羊痘

羊痘是由羊痘病毒感染山羊和绵羊而引起的一种急性传染病。近年来甘肃大力发展牛羊产业，牛羊养殖规模不断增大，牛羊的贩运流通频繁、量大，羊痘等疫情发生的风险也在不断增大。

1.临床表现

病羊以发热、全身出现痘疹为典型特征，最典型的病变包括皮肤、肺脏、胃黏膜等处出现痘疹。羊痘除造成死亡的损失之外，还影响羊毛品质、引起怀孕母羊流产、严重影响羔羊的成活率。一般天气变冷的冬春时节更易发病。

2.防控措施

羊痘没有特效的治疗措施。平常要做到经常清扫羊圈，消毒，通风良好，阳光充足，经常保持干燥。保证羊吃饱喝足。不从发过羊痘的地方买羊。

消毒方面，羊舍、羊场环境、用具、饮水等应每周进行消毒；饲养场出入口处应设置消毒池，内置有效消毒剂。用具、饮水消毒可选用强力消毒灵等，羊圈、运动场消毒可选用烧碱等。

14~21 天的羔羊就可以接种羊痘活病毒疫苗。每年春秋两季给所有羊用山羊痘活疫苗，在尾根内侧或腿跟内侧皮内各注射一次。

一旦发生羊痘，应立即向当地乡镇畜牧兽医站或县动物疫病预防控制中心、动物卫生监督所报告情况，积极协助他们及时扑灭羊痘疫情。

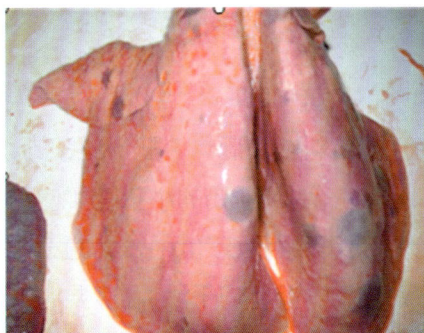

肺脏表面出现痘疹

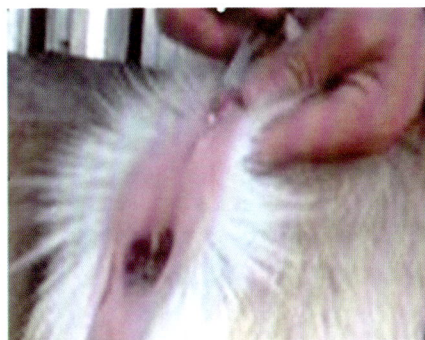

皮肤少毛或无毛处的痘疹

注射疫苗时皮内出现水泡

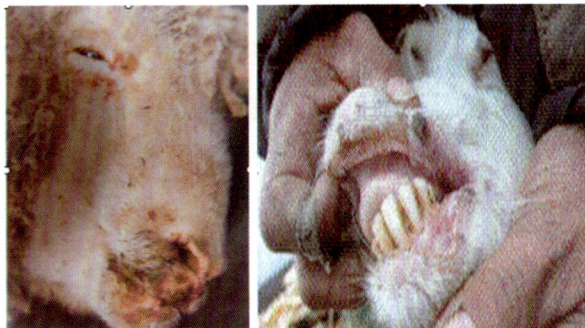

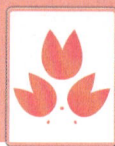

怎样预防猪瘟

猪瘟是由猪瘟病毒引起的一种急性传染病。本病目前没有特效的治疗办法,关键是采取措施预防发病。

1.临床表现

体温升高,食欲降低或不进食,从眼内排出黏脓性分泌物,腹部、腹内侧、颈部和耳郭等部位皮肤常有红色或暗红色出血斑点。呼吸有些加快,消瘦,小猪拉肚子。

2.防控措施

(1)加强饲养管理

使用全价料或预混料,配合自家的麸皮、玉米等农产品养猪,没断奶的小猪购买使用饲料公司出售的专用开食料,不能喂发霉的玉米等饲料原料;保持圈舍内清洁、干燥,温度要保持在适宜各年龄猪的生长,一般 1 周内的乳猪适宜 35℃~30℃,怀孕母猪适宜 15℃~20℃的环境。

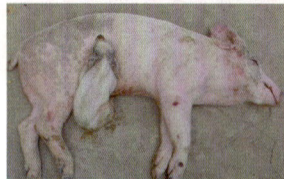

耳朵等处发红有坏死灶

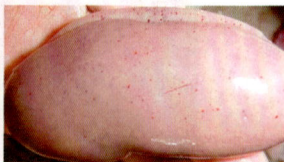

肾脏表面有出血点

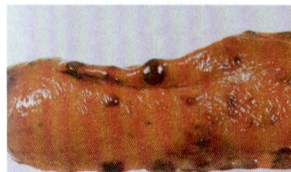

脾脏边缘有坏死灶

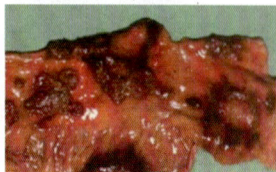

回肠和盲肠相连处有坏死灶

(2)坚持经常消毒

使用强力消毒灵、聚维酮碘等做好猪舍的喷洒消毒,每周 2 次,使用烧碱等做好环境的消毒,每周 1 次。大门口设置消毒盆,倒入消毒液,进出圈舍时消毒胶鞋底。

(3)做好免疫接种

一般 25 日龄和 60 日龄左右各打 1 次猪瘟疫苗。做好蓝耳病、口蹄疫、猪伪狂犬病、圆环病毒疫苗的免疫接种工作。

一旦发现个别猪发生了猪瘟,应立即隔离扑杀深埋,其他猪紧急打 1 次猪瘟疫苗。

(4)积极配合防疫工作

配合动物卫生监督所的检疫及对饲养、运输、流通和市场各个环节的监督检查工作,防止猪瘟的传播。

(5)不买病猪

由外地引进新猪时应到无传染病的地区选购,新买来的猪隔离观察 3 周以上,确认健康后方可入群饲养。不要随便让人员、车辆等进入猪场。

(6)报告疫情

发生猪瘟疫情后,及时向当地动物疫病预防控制机构或动物卫生监督机构报告,不要随意丢弃和出售病死猪。当认定是猪瘟疫情时,养殖户要配合,由当地政府严格按《重大动物疫情应急条例》处置。

其他不明事项可以随时拨打 12316 电话询问。

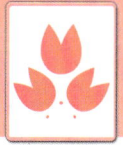

怎样预防羊瘟

羊瘟又叫小反刍兽疫，是发生在山羊、绵羊身上的一种烈性传染病。我国周边的老挝、孟加拉国、印度、尼泊尔、俄罗斯、巴基斯坦、缅甸等国家先后暴发过羊瘟。本来我国没有这个病，但2007年由国外传入西藏，2013年12月，与西藏、甘肃相邻的新疆哈密和巴州又接连发生了羊瘟。养羊、贩羊和羊皮羊肉收购、宰羊的朋友要提高警惕，响应畜牧兽医部门的号召，配合当地畜牧兽医人员的工作，尽量堵住漏洞，预防羊瘟，减少羊瘟对农牧民朋友造成的损失和伤害，保护养羊业的健康发展。

1.临床表现

健康羊接触了病羊以及病羊的眼屎、鼻涕、唾液、粪便后发病。引起羊瘟流行的原因有：最近有绵羊或山羊移动或者有不同年龄的羊改变圈舍和饲料；最近购入过羊；将绵羊或山羊送到市场与其他羊接触后又回到原群；天气有过变化，

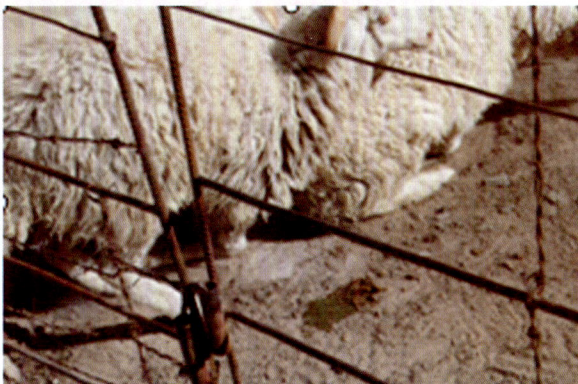

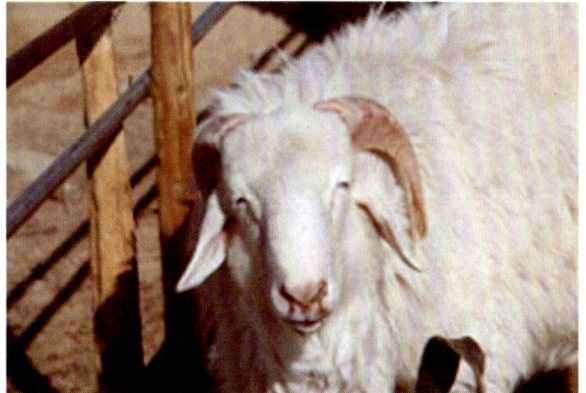

图2 病羊口腔、鼻腔有分泌物

如雨季、干旱或寒冷变化；在贸易中与游牧的动物以及野羊等有过接触或者共用过草场、水源或圈舍；在饲养管理上有过变化，如增加了饲养密度并有过贸易过程。在流行地区，羊瘟大多发生于瘦弱的4月龄以上至18～24月龄的羊。

羊发病后表现为烦躁不安，背毛无光，口鼻干燥，不爱吃草甚至不吃草；出现咳嗽、呼吸异常；脓性鼻涕，呼出恶臭气体、唾液增多，下唇、下齿龈等处有破疮；后期出现带血的水样拉稀。有

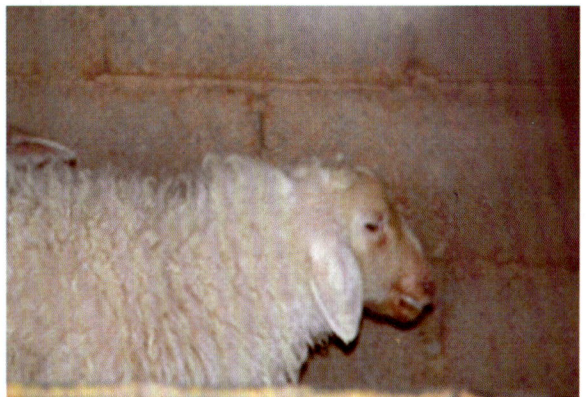

图1 腹泻

图3 病羊口吐白沫

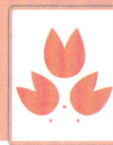

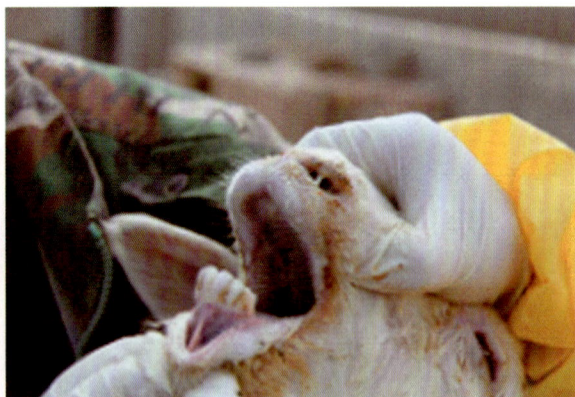

图4　羔羊口腔黏膜溃疡

时候羊群全部发病,小羊羔发病严重,羊群里发病的很多,死亡的也多。

2.防控措施

当发现山羊或绵羊出现急性发热、拉稀、口炎等表现,发病和病死的羊多,传播迅速,屠宰后发现肺脏出血坏死,就可怀疑为羊瘟。出现以上情况时要第一时间报告乡镇畜牧兽医站和县动物疫病预防控制中心的人员,然后配合这些单位的人员做好诊断和防控工作。

目前世界各国仍无特效的方法治疗羊瘟,以

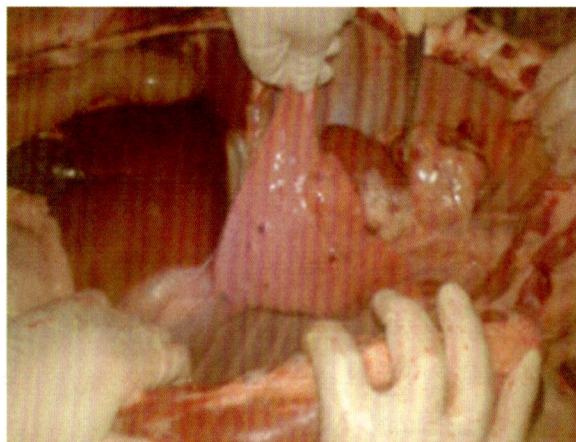

图6　肺脏点状出血2

采取综合措施防控为主。其次是在与疫区接壤的地方,放牧时要避免自己的羊群和这些地区的羊群接触。第三是新建羊场的地点要远离公路、其他养羊场和宰羊场。第四是要对饲养场等处严格消毒,养羊的场户要选择强力消毒灵等消毒剂,每周对羊圈、羊的活动场全面认真的喷洒消毒2次。第五是要配合县乡镇兽医工作人员,落实好消毒、检查和抽血化验、接种疫苗等工作。

其他不明事项可以随时打拨12316电话询问。

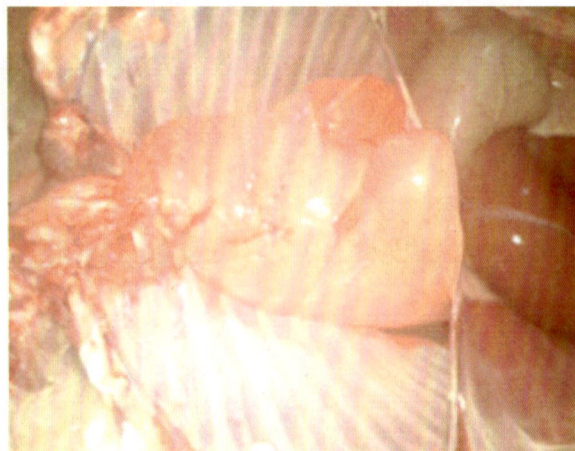

图5　肺脏点状出血1

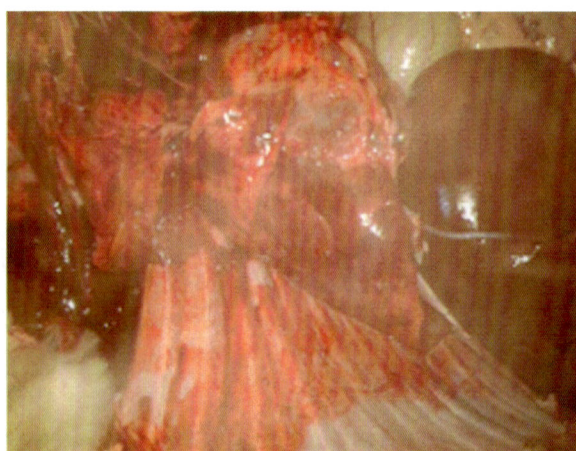

图7　肺脏坏死

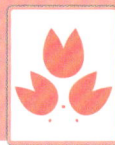

猪的传染病预防和常见病防治

猪群发病严重、损失较大的传染病包括猪口蹄疫、猪瘟、猪伪狂犬病、猪繁殖与呼吸综合征、高致病性猪蓝耳病、猪圆环病毒病、猪细小病毒病、仔猪黄痢、仔猪水肿病、猪流行性腹泻、猪传染性胃肠炎、猪喘气病、猪传染性萎缩性鼻炎、猪传染性胸膜肺炎、猪副嗜血杆菌病、猪魏氏梭菌、猪链球菌病、猪丹毒、附红细胞体病等。成功预防传染病，是一项技术性很强、难度很大的工作，养殖要发展，防疫要先行，在养殖的全过程中，都要努力学习，及时咨询兽医专业技术人员，正确采取有效的预防措施。

1.传染病预防措施

（1）消毒

贯穿养猪生产全过程，所有养猪的场点、环境、办公室、厨房地面都要定期消毒。消毒前要将圈舍的粪沟、地面、墙壁、栏杆、顶棚、窗台、电线等所有地方清洗干净、清洁，不留粪渣、灰尘、污物，各种设备、物品清洗消毒后放回原处或安装。在各个入口放置消毒盆，人员进出时踩踏消毒。

（2）免疫

对风险较大的传染病，要按疫苗说明书，在兽医专业人员的指导下，确定接种的时间，然后定期接种。对猪来讲，国家强制免疫 O 型口蹄疫和高致病性蓝耳病疫苗，养殖户应该按照当地动物防疫部门的要求接种口蹄疫疫苗和高致病性蓝耳病疫苗。通常还需要接种猪瘟和猪伪狂犬病等疫苗。

（3）隔离

各个圈舍之间、圈舍和其他农户的圈舍之间、养殖人员和购猪人车之间不直接接触或交叉使用物料、工具。

（4）观察

经常观察猪群，有吃料减少、发烧等异常时应尽早采取措施，把传染病消灭在初期。如果怀疑为口蹄疫、猪瘟等大的传染病，就要告诉乡畜牧兽医站、县动物疫病预防控制中心或县动物卫生监督所的人员。

（5）诊断

一旦发现发病较多时应请兽医人员指导，必要时采集病料送到实验室化验，确定病因，采取针对性较强的措施。

（6）治疗

除重大传染病以外的病，应采取饲料、饮水中加药，配合保温或防暑等措施，及早隔离、治疗。

（7）淘汰

对发病严重的猪和僵猪、多次产死胎弱仔的母猪，及早淘汰。

（8）清洁

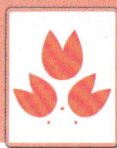

改善饲养的环境条件，保持圈舍清洁卫生，污水、粪尿要及时定点清除处理。

2.常见病防治

(1)仔猪早期断乳综合征

一般断奶日龄较早易引起仔猪惊恐不安、食欲差、消化不良、腹泻、生长发育缓慢、饲料利用率低、抗病力低下等反应，称之为早期断乳综合征。防治时要注意尽早在哺乳期补料。断奶时可逐渐隔离母猪，把仔猪留在原窝中，待其稍适应后再进入保育舍。保证环境适宜，尽量减少其他应激。断奶后保证营养供给，使用全价饲料，少量多次喂给。及时正确使用疫苗，防治传染病。饲料中使用弱酸、调味剂、微量元素等，如1%乳酸、1.5%~2.5%延胡索酸或1%~3%柠檬酸、甲酸钙、奶粉香味调味剂、硫酸铜、亚硒酸钠、多种维生素等。以下为推荐的断奶仔猪料配方(%)：玉米20、小麦31、炒大豆10、豆饼15、鱼粉12、砂糖5、槐叶粉1.5、干酵母3.5、淀粉酶0.4、胃蛋白酶0.5、骨粉0.1和食盐0.3，微量元素、维生素另加。当然，最好使用大北农、铁骑力士、希望集团等正规饲料厂生产的乳猪料，更为方便、安全。

(2)猪应激综合征

本病的发生一方面受应激因素的影响，如长途运输、追打、配种、分娩等环境和饲养条件改变的影响，另一方面与猪的品种有一定关系，肌肉发达的皮特兰猪发病率最高，其次是长白猪。防治时排除各种不良刺激，如密度过高、舍内氨等有毒气体长期超量、饲料及饲养人员的长期更换、各种异常噪音等。长途运输时提前给猪服用抗应激药物和广谱抗菌素，力求及时供给清洁饮水。可供选择使用的药物有口服补液盐(把27.5克补液盐溶入1千克水中，按猪体大小饮用适量)、电解质、多种维生素、微生态制剂、大黄碳酸氢钠片；水中加入适量白糖、食盐，加大维生素C、维生素A、维生素D、维生素E的用量；氯丙嗪2毫克/千克体重肌肉注射，片剂量稍加大拌入料中；还可肌肉注射地塞米松，但同时须应用抗生素或磺胺类药物等。

(3)缺铁性贫血

仔猪生后10天左右，若不从外界得到铁的补充，时间一长就会发生缺铁性贫血。尤其是在水泥或砖石地板圈养的仔猪，因接触新鲜土壤机会少，发病率更高，可达40%左右。生后3~4天，每头仔猪肌肉注射右旋糖酐铁钴注射液2毫升(每毫升含铁50毫克)，隔周再注射一次，或生后3天肌肉注射牲血素1毫升(每毫升含铁150毫克)。

此外，计划养猪的人员不能有以下错误的观念。养猪很容易，不需要什么技术；设备设施差、生产条件差也能养好猪；低投入、低产出，也可获高效益；只问怎么治好病，不问怎么让猪不得病；有病用药，无病用什么预防保健药；重视个体治疗，忽视群体防治保健。

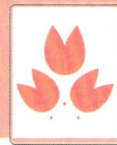

怎样防治仔猪腹泻

仔猪腹泻的原因比较多，有的是营养和饲养管理不当引起的腹泻，有的是环境温度过低或潮湿引起的，有的是细菌引起的，有的是病毒引起的。对仔猪，首先是要给予专用的开食料，刚出生的仔猪需要的温度是 30℃～35℃，养断奶仔猪的圈舍温度在 24℃比较合适。细菌感染引起的腹泻，使用环丙沙星、痢菌净或丁胺卡那霉素肌肉注射或拌料治疗，效果较好。病毒引起的腹泻比较难治，2011 年以来病毒性腹泻非常严重，流行的地方很多，这里专门说说这种腹泻的防治办法。

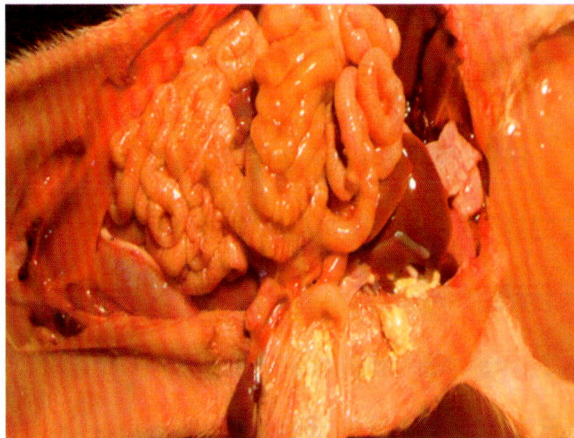

腹泻死亡的仔猪肠子变薄

（1）饲养

母猪怀孕 90～107 天增加饲料量，108 天进产房，怀孕 111 天至产下仔猪后 7 天，饲料中添加葡萄糖粉或口服补液盐（2%～5%）。同时饲料用量由多到少，下仔猪当天用料量 0.5～0.8 千克甚至不喂；再由少到多，下仔猪 8 天后，根据母猪个体肥瘦和带吃奶仔猪的数量不同，喂料量有所不同，总体来说，逐渐增加至 5～6.5 千克，断奶前适当减少饲料用量。

仔猪腹泻导致脱水

（2）接种疫苗

所有种猪打 1 次流行性腹泻传

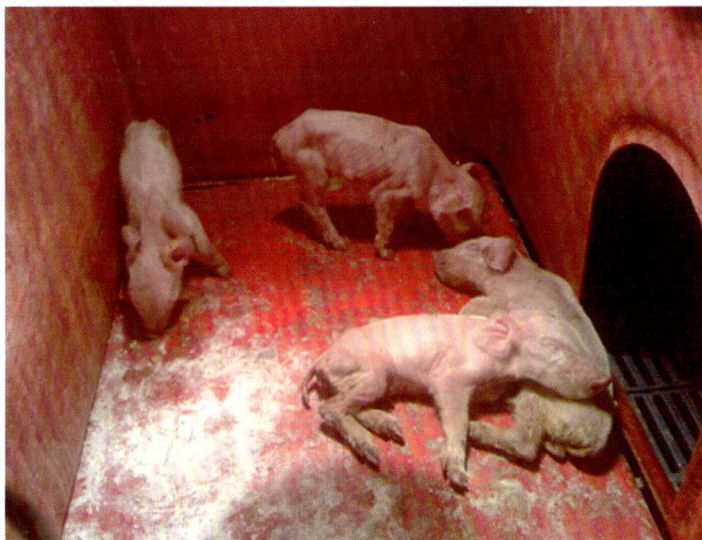

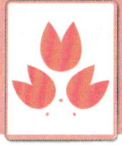

染性胃肠炎二联疫苗,20 天左右后再打 1 次;母猪每次下仔猪前 20 天左右接种 1 次。

养母猪多的,一般还要按说明书打蓝耳病疫苗和伪狂犬病疫苗。

(3)药物防治

母猪:怀孕 85 天开始使用"肠泰"(果寡糖)或"益新爱可"(甘露聚糖肽),直至下仔猪后 10 天;母猪怀孕 85 天至下仔猪后 6 天,饲料中加入人工盐,每头猪每天 10～20 克,添加量随个体粪便的不同来定,以能软化粪便为最佳;个别使用人工盐效果不好的顽固便秘,给单独喂苜蓿等青绿饲料;母猪下仔猪后饲料中加入环丙沙星,饮水中加入口服补液盐;下仔猪后吃料少或有病的母猪,3 天内每天肌肉注射头孢噻呋钠 + 黄芪多糖 + 柴胡。

吃奶的仔猪:产下 10 天内腹泻的仔猪,使用中草药透皮剂,或双黄连、板蓝根等注射剂或内服剂,把药物涂抹到乳猪背部,等待药物自然吸收、干燥;发病仔猪每天内服庆大小诺霉素等抗菌素 1 支 + 阿托品 1 支 + 肌苷 4 支 + 维生素 B_6 1 支 + 糖盐水 20 毫升,供 5 头乳猪 1 次内服,每天 1～2 次;还可在出生后第一天、第二天和第三天,分别肌肉注射 1 次干扰素。

(4)环境控制与消毒

产房环境温度要求在 20℃～25℃,最高不要超过 28℃,保温箱温度新生乳猪 1 周内 30℃～35℃,湿度 65%～75%,地面不要积水。

(5)全进全出

产房里所有的猪转出或卖出后,应彻底清扫、冲洗干净,每天消毒 1 次,消毒 3 次后,空 7 天再进下一批母猪。

其他不明事项可以随时拨打 12316 询问专家。

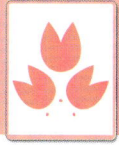

怎样防治禽流感

禽流行性感冒简称禽流感,是由流感病毒引起的一种急性、热性传染病。发病率高、死亡率高,没有特效药治疗,以预防为主。禽流感病毒除引起鸡发病外,还可引起其他家禽、野鸟,甚至人和哺乳动物感染发病。

1.临床表现

主要表现为鸡群突然发病,病鸡呼吸困难、

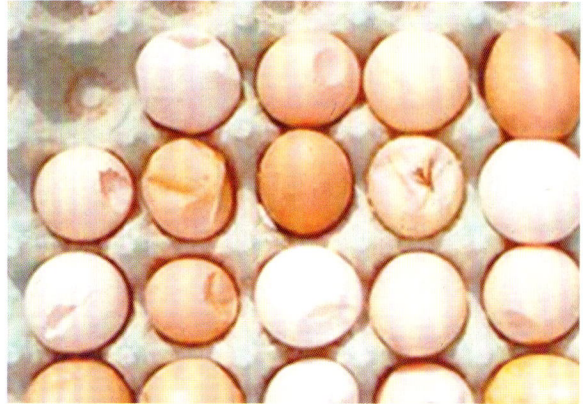

产软壳蛋

下痢;鸡冠、肉髯发紫或坏死,有肿头现象;脚鳞出血,呈暗紫红色,脚趾肿胀;病鸡张口喘气,逐步出现打呼噜、打喷嚏、甩头、呼吸困难。未接种疫苗的鸡群发病率高。禽流感可使产蛋量下降30%～70%,甚至停产,蛋壳颜色变浅,软壳蛋、沙皮蛋增多。但有的禽流感表现为轻微呼吸症状。

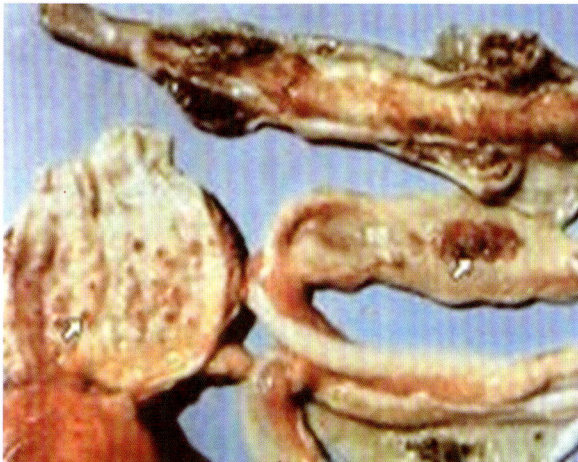

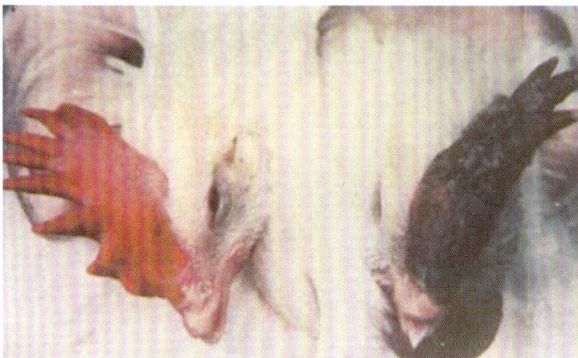

鸡的胃、肠出血

病鸡鸡冠发紫

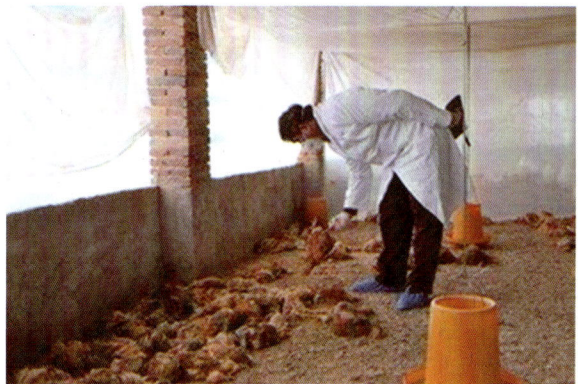

发病急死亡多

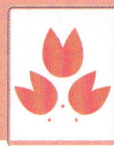

2.防控措施

（1）加强饲养管理，做好消毒工作

使用市场上出售的预混料或浓缩料配合自家的玉米、麸皮等饲养。

禽舍经常通风换气，保持舍内空气均匀、清洁。禽舍内的鸡不宜养得太多太拥挤，随着雏鸡日龄的增长逐渐扩大育雏围栏，逐步增加通风换气量，冬天要防止贼风。刚孵出1周内的雏鸡适宜温度为30℃～33℃，所以最好使用育雏伞。之后的小鸡舍温度逐渐降到22℃～24℃，当温度降到16℃时达到发病临界温度，当免疫或天气变化时，鸡舍温度要适当提高0.5℃～1℃，避免短时间内鸡舍出现较大的温差变化。

禽舍每周消毒3次左右，消毒可用菌毒敌、百毒杀、碘伏、灭毒净等。禽舍的粪便、污物等一定要集中到固定的地方，堆积发酵。

（2）做好疫苗接种工作

养鸡户可以与当地乡镇畜牧兽医站或县动物疫病预防控制中心联系，春、秋两季用禽流感灭活疫苗各进行一次集中全面免疫（0.5毫升/只），每月定期对新孵化或买来的雏鸡补充接种

一次疫苗。当周围鸡场发病时，要对鸡群重新紧急接种一次疫苗。

（3）积极配合防疫工作

积极配合动物卫生监督所的检疫及饲养、运输、流通和市场各个环节的监督检查工作，防止禽流感的传播。

（4）及时报告疫情

发现鸡突然发病，发病和死亡的较多，有发热、产蛋量减少等表现时，在及时向当地动物疫病预防控制机构或动物卫生监督机构报告的同时，不要随意丢弃病死鸡，更不能低价出售病鸡。

当认定是高致病性禽流感疫情时，养殖户要配合，由当地政府严格按《重大动物疫情应急条例》处置。

（5）注意个人防护

发生类似高致病性禽流感疫情时，要比平时更注意戴口罩、穿工作服、消毒等个人防护。如饲养员等亲密接触鸡群的人员同时有发热等感冒症状的，应及时到医院发热门诊治疗。

其他不明事项可以随时拨打12316电话询问。

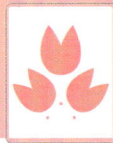

紫花苜蓿种植技术

紫花苜蓿为多年生豆科牧草。亩产干草467~1670千克,草质佳,蛋白质含量16%~20%,被誉为"牧草之王"。

1.土地准备

苜蓿忌酸、强碱、重盐、黏重和积水的土壤。苜蓿种子小,对整地要求比较严格。宜深耕、细耙、耱平和压实,翻深为30~35厘米。

2.播种技术

应选用达到国家二级标准以上的优质种子。播种前,对硬实种子进行处理,并用苜蓿专用根瘤菌对种子进行接菌处理,接菌方法包括包衣、拌种和浸种,包衣效果最好。

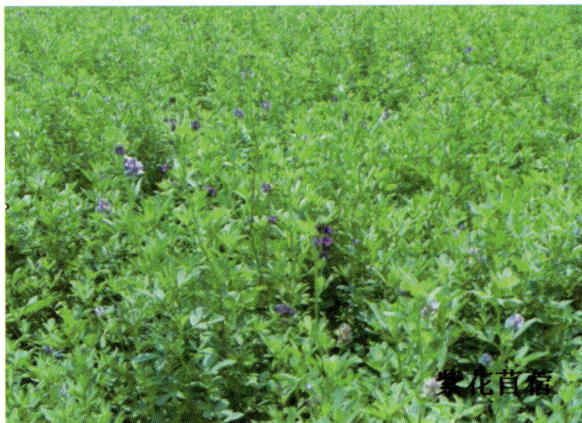

紫花苜蓿

1)播种期。寒冷地区早春,温暖地区秋季,干旱无灌溉地区雨季为苜蓿最佳播种期。

2)播种方式。以条播为主,也可撒播。牧草生产行距为30～40厘米,种子生产以60厘米左右为宜。干旱地区低畦播种便于畦灌,多雨地区高畦播种便于排水,起垄播种利于早春提高地温、便于沟灌和沟排,干旱且无灌溉条件地区犁沟播种利于出苗和蓄积雨水,高寒地区常采用保护播种,伴播一年生保护作物,如油菜、燕麦等。

3)播种量。用于牧草生产的苜蓿播种量1千克/亩左右。当土壤性状优良、整地精细和气候较为适宜时,播种量可降至0.8千克/亩。相反,播种条件较差时,播种量应增至1.2千克/亩以上。撒播时播种量应增加20%左右。用于种子田生产的播种量只需0.2～0.4千克/亩。

4)播种深度。苜蓿种子小,适宜的播种深度为1厘米,寒冷地区为2厘米。播后镇压可使种子与土壤接触紧密,有利于种子吸水发芽。

3.水肥管理

(1)灌溉

1)灌水定额。即全年灌溉量,苜蓿的最大灌

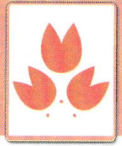

水定额通常为 40～60 立方米/亩。

2)灌水时期。北方春旱普遍,第一茬为重点灌溉期。在寒冷地区,土壤水分对苜蓿越冬十分重要,结冻之前须进行冬灌。西北荒漠气候区降水极少,各茬皆应按需灌溉。

3)灌水次数。每年 5～10 次。

(2)施肥

1)有机肥(表 1)。

2)氮肥。紫花苜蓿根瘤固氮功能强大,一般不需要施用氮肥。但当土壤氮素过于缺乏时,可以考虑播种前基施少量氮肥,播种时作为种肥施用亦可(表 2)。

表 1　有机肥施肥量(千克/亩)

土壤有机质含量(%)	推荐量
<1.5	3000～5000
1.5～2.5	2000～3000
>2.5	0～2000

表 2　氮肥纯氮施肥量(千克/亩)

全氮(%)	推荐量(N)
<0.05	0～5
0.05～0.10	0
>0.10	0

3)磷和钾(表 3)。

表 3　磷肥、钾肥施肥量

磷肥(P_2O_5)施肥量(千克/亩)			钾肥(K_2O)施肥量(千克/亩)	
磷含量	旱地	灌溉地	钾含量	推荐量
0～0.3	3	4.7	0～2.7	9
0.4～1.0	2.3	3	2.7～5	6
1.0～1.7	1.3	2	5～8.3	3
>1.7	0	0	>8.3	0

4.杂草防除

杂草主要出现在春播苜蓿地,秋播苜蓿杂草较少。对播种前杂草密度很大的地块,最好在下种 1 周前用灭生性除草剂(乐胺、氟乐灵等)处理后再进行耕翻,可有效消除已萌发的多年生杂草。苗期和苗后防除狗尾草、稗草等禾本科杂草,可选用高效盖草能等针对禾本科杂草的除草剂;防除藜藜、老鹳草等阔叶杂草和一年生禾本科杂草,可选用普施特等广谱性除草剂。刈割可有效除去苍耳、黎等直立生长的阔叶杂草。刈割防除杂草必须等到杂草生长点足够高,刈割后不能再生时进行。

5.收获利用

青饲单独青贮或与其他牧草混贮、晒制干草加工成多种草产品是主要利用方式。忌清晨空腹放牧,若直接用于放牧,反刍动物会因食用过多而发生鼓胀病。因此,放牧草地用无芒雀麦、苇状羊茅、红豆草等混播,既可防止鼓胀病,又可提高草地饲用价值。

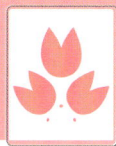

紫花苜蓿与红豆草混播种植技术

紫花苜蓿是多年生豆科牧草，具有适应性广，产量高，品质好等优点，素有"牧草之王"之称。苜蓿的寿命一般为 7~10 年，年可刈割 3~4 次。

红豆草被称为"牧草皇后"，是多年生豆科草本植物，抗寒抗旱能力强，产量高，营养成分齐全均衡，牲畜喜食。一次种植可利用 8~10 年，每年可刈割 3 次，亩产干草 800~1200 千克。红豆草干物质中含粗蛋白质 14%~22%。

1.土地整理

混播土地前茬作物收获后要伏耕或秋耕，并于秋后耙耱镇压，以消灭杂草，蓄水保墒；灌溉地区秋耕后，冬灌蓄水保墒；播前耙耱、镇压，达到表层疏松，土壤细碎，地面平整。

2.施肥

秋耕或播前浅耕时，每亩施腐熟有机肥料 2000~3000 千克，过磷酸钙 50 千克。土壤肥力低下的，在播种时每亩还要施入硝酸铵 5 千克，促进幼苗生长。每次刈割后要进行追肥，每亩施磷二铵 10 千克。

3.播种

紫花苜蓿和红豆草种子不低于国家三级种子标准。播种前晒种 2~3 天，然后接种根瘤菌。

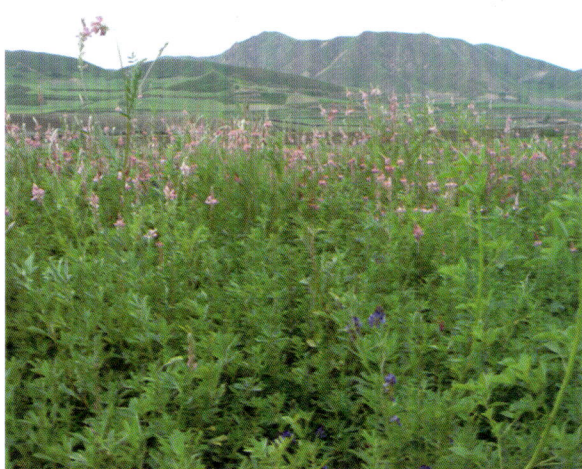

紫花苜蓿与红豆草混播草地

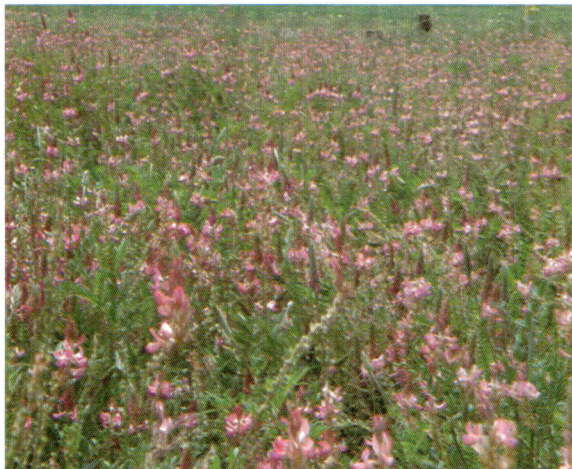

单播红豆草

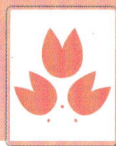

1）播种量。紫花苜蓿 1.5 千克 / 亩, 红豆草 4 千克 / 亩。高寒牧区和冬季寒冷的地区要适当增加播种量。

2）播种深度。红豆草一般为 2～5 厘米, 紫花苜蓿一般为 1～2 厘米。

3）播种期。一般春播、夏播、秋播均可。春播为 4 月中下旬至 5 月初, 夏播一般为 6～7 月, 秋播不能迟于 8 月底。高寒牧区和冬季寒冷的地区, 采用春播, 可提高紫花苜蓿和红豆草播种当年的越冬率。

4）播种方法。可条播或撒播, 条播行距 30 厘米左右。

4. 田间管理

播种后如遇雨板结应及时破除；幼苗期要结合清除杂草, 进行中耕松土 1～2 次；生长期间滋生的杂草, 在刈割鲜草时应一并除掉。

5. 收获与利用

1）刈割期。当年夏、秋季节播种的苜蓿不刈割或放牧；春季播种的可于秋季刈割一次。夏、秋种植的苜蓿, 若生长细弱达不到利用程度时, 可留过冬第二年刈割。供制青干草的苜蓿应于初花期刈割, 常见现象是收获过迟, 造成产量和营养物质大量损失。秋季最后一次刈割应在降霜前 30～40 天, 过迟刈割影响根部营养物质积累, 不利于越冬和来年生长。

2）留茬高度。一般留茬高度 5 厘米左右即可。切忌齐地面刈割甚至带根铲出, 因为过低会严重影响后茬产量和苜蓿的越冬。过高则会明显降低产量, 一般留茬每高出 1 厘米, 产草量降低 2%～3%。干旱和寒冷地区秋季最后一次刈割留茬高度应为 7～8 厘米, 以保持根部养分和利于冬季积雪, 对越冬和春季萌发有良好的作用。

3）收获利用。收割前要注意中长期天气预报, 防止茎叶遇雨淋霉烂变质或绿草变黄发黑。收割后的鲜草要及时利用或干燥, 鲜草堆放时间长极易发霉变质。如调制青干草, 刈割后晾晒至含水量 45%～50%, 集成小堆或小垄；含水量 20%～25%, 打捆；含水量 14%～17%, 可堆垛或入棚；含水量 12%～14%, 可长期安全保存或用高压打捆机打捆。高密度草捆体积小, 便于搬动、储藏和运输。农户堆放干草时, 垛底离地面要高, 最好底部垫上废草或树枝, 防止受潮、发霉。

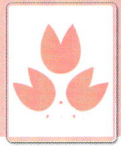

红豆草种植技术

红豆草，又名驴食豆、驴喜草，是多年生豆科牧草，适应性强，喜温暖半干燥的气候条件，适宜在年平均气温 12℃～13℃、年降水量 350～500 毫米的地区生长。在海拔 3500 米左右的甘南高寒牧区也能种植。茎秆柔软，适口性好，营养丰富，蛋白质含量高，因含单宁，家畜采食后不得鼓胀病。干草产量可达 800～1200 千克/亩，为各类畜禽所喜食。被誉为"牧草皇后"。

1.土地整理

杂草严重时可采用除草剂处理后翻耕。在农田种植时，前茬作物收获后及时翻耕，秋耕宜深，春耕宜浅。翻耕后须及时耙地和压地，粉碎土块，平整土地。翻耕前施有机肥 1000～2000 千克/亩和过磷酸钙 100～150 千克/亩作基肥。在酸性土壤上应增施石灰。土壤瘠薄时，播前还可施尿素 5～10 千克/亩、磷酸二铵 5～6 千克/亩。

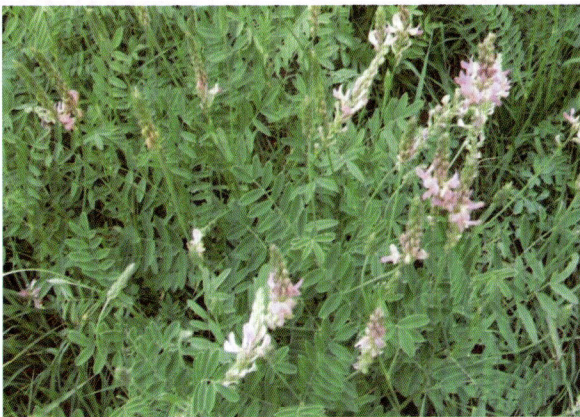

2.播种技术

播种春秋皆宜。一年一熟地区宜春播，一年两熟地区宜秋播，干旱地区可在雨后抢墒播种。用 0.05%钼酸铵溶液处理种子会提高根系有效根瘤数。播前种子可用红豆草专用根瘤菌接种，也可用捣碎的根瘤带土拌种。单播收草田播种量 3～5 千克/亩，干旱地区 3～4 千克/亩，

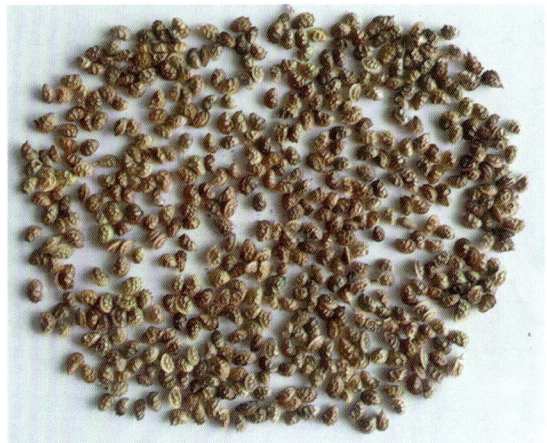

红豆草

红豆草种子

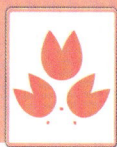

湿润和灌溉地区 5~6 千克 / 亩；种子田播种量 2~3 千克 / 亩。湿润和灌溉地区播种行距 20~30 厘米，干旱地区 30~40 厘米；种子田行距 50~70 厘米。带荚播种不影响发芽，去荚反而可能会伤到胚。覆土深度 3~4 厘米，播后镇压，以利出苗。红豆草与苜蓿、老芒麦混播可用于刈牧兼用草地。与苜蓿混播时红豆草种子用量 1.4 千克 / 亩，苜蓿 0.5 千克 / 亩；与老芒麦混播时红豆草种子用量 1.4 千克 / 亩，老芒麦 1 千克 / 亩。播种后如遇降雨表土板结时，须适时耙地。

3.水肥管理

红豆草适宜的土壤含水量为田间持水量的 70%。在年降水量为 500 毫米以上地区可以不灌水，在干旱地区视降水情况每年须灌溉 3~5 次。返青期、每次刈割前 10 天左右和入冬前各灌水一次，每次灌水量以 30~40 立方米 / 亩为宜。

高产红豆草草地须在生长初期或每次刈割后结合灌水施肥。可追施尿素 5~7 千克 / 亩、磷酸二胺 7~10 千克 / 亩，氮磷比以 1:1 最佳。北方土壤中大多富钾，可满足红豆草生长需要，一般不再施用钾肥。

4.病虫杂草防控

红豆草易感染锈病、白粉病和菌核病，要及早发现及时治疗。生长后期发现病害应提前刈割。锈病防治可采用波尔多液、石硫合剂、硫黄粉、代森锌、福美双、萎锈灵等，自发病初期起，每 7~10 天喷洒一次。白粉病用胶体硫、多菌灵、甲基托布津、苯来特和十三吗啉等。菌核病可采取土表撒施五氯硝基苯预防。害虫有苜蓿叶象甲、青叶跳蝉等，可喷洒敌杀死、速灭杀丁等药物。刈割前 20 天内禁止用药。

红豆草从出苗到封垄 40~50 天，为杂草盛发期，须及时中耕除草。返青前和每次刈割后，应根据杂草发生情况及时中耕除草。

5.收获利用

青饲或青贮在现蕾至盛花期刈割，调制青干草在盛花期刈割。温暖地区年可刈割两茬，高寒地区年刈割一茬。再生草可放牧利用。初花期刈割干物质粗蛋白质含量可达 18% 左右，可刈割三茬，但产草量不及盛花期，且影响草地使用寿命。机械收获时留茬高度根据地面状况调至最低，人工收获可齐地面刈割。

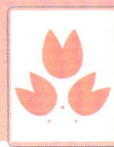

毛苕子种植技术

毛苕子，是豆科野豌豆属一年或越年生草本。苕子根瘤多，固氮能力强。茎细叶多，质地柔软，营养丰富，是家畜的优良饲草。生长季可刈割2~3次，鲜草产量1700~2700千克/亩，折合干草300~500千克/亩。可与多花黑麦草、燕麦、大麦等混播。作绿肥翻压入土后腐烂分解快，可明显增加土壤中全氮、有效磷和有效钾的含量，并使后作增产。

1.土地整理

播前整地，耕深20厘米左右，并耙耱平整。结合整地施腐熟有机肥2000~3000千克/亩或过磷酸钙20~27千克/亩作基肥，翻后及时耙地和镇压。喜沙质、壤质中性土壤，不适宜在低凹、潮湿或积水地种植。

2.播种技术

春、秋两季均可播种。收草时宜春播。陇东温暖地区收种宜秋播，河西地区收种宜春播。作绿肥复种时，宜在前茬作物收获后及时播种，或结合灌水进行套种。种子硬实率高，播种前宜擦破种皮或用温水浸泡24小时。收草地播种量为3~4千克/亩，条播行距20~30厘米；种子田

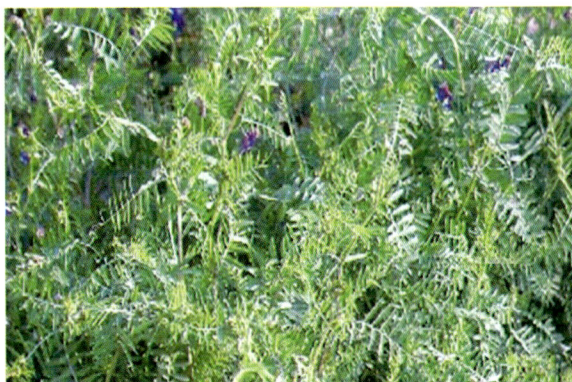

毛苕子

播种量1.5~2千克/亩，条播行距40~50厘米。播种深度一般2~4厘米。播后镇压。可单播，也可与大麦、燕麦、黑麦、黑麦草等混播。与麦类混播以1:1为宜，即毛苕子2千克/亩，燕麦种子2~4千克/亩。与多花黑麦草以2:1为佳，即毛苕子2~3千克/亩，多花黑麦草种子1千克/亩。

3.水肥管理

灌区要重视分枝期和结荚期灌水，灌水量根

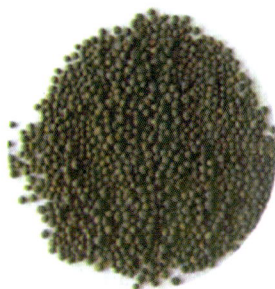

种子

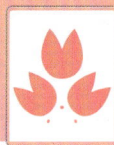

据土壤含水量确定,每次灌水量为 20～30 立方米 / 亩。多雨季节要进行挖沟排水。刈割后要等到侧芽长出后再灌水,以防根茬因水淹死亡。对磷钾肥敏感,在生长期间可追施草木灰 33～40 千克 / 亩。

4.病虫杂草防控

毛苕子病害主要有白粉病、叶斑病和锈病。冬季消灭病株残体,以减少病原。发病已较普遍时,应及时刈割。科学施肥、合理灌溉、避免草层过密或倒伏,可减少发病机会。也可用 20%粉锈宁可湿性粉剂或 50%多菌灵可湿性粉剂防治。

毛苕子害虫有地老虎、蚜虫和黏虫。地老虎以第一代幼虫危害最重,播种时撒施呋喃丹可有效防治。苗期蚜虫严重发生时,可用 40%乐果乳油或氯氰菊酯药物喷雾。出现黏虫危害时,可用糖醋酒液诱杀成虫,也可用 2.5%敌百虫或 5%马拉硫磷喷雾。用药后 15 天内禁止饲用。

苗期生长较弱,杂草易侵入,应及时中耕除草。待封垄后,毛苕子的生长加快,不必除杂。

毛苕子田间种植

5.收获利用

可刈割青饲,也可放牧。在与多花黑麦草或燕麦等混播草地上放牧奶牛,可显著提高产奶量。混播草地初花期刈割后,可调制青干草,也可青贮。用于调制干草或草粉时,宜在盛花期刈割。如要利用再生草,须在分枝到孕蕾期刈割,留茬高度 10 厘米。花期长达 30～45 天,也是良好的蜜源植物。

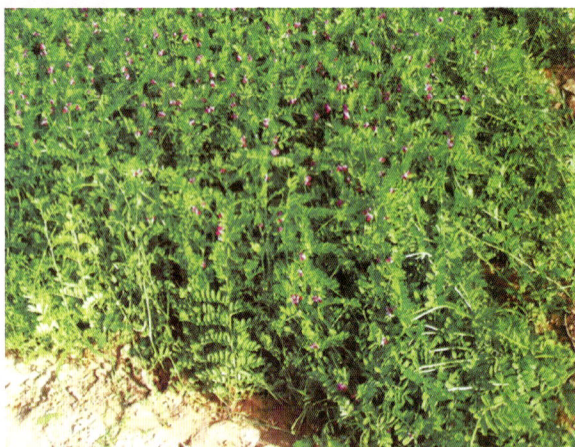

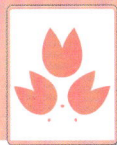

箭筈豌豆种植技术

箭筈豌豆,为豆科野豌豆属一年生或越年生草本植物。茎叶柔嫩,叶量多,马、牛、羊、猪、兔等家畜均喜食。常与燕麦、大麦、黑麦、苏丹草等混播,比例为 2：1 或 3：1。在水肥条件充足的一年一熟地区,箭筈豌豆可在麦茬地复种,复种时常与燕麦混播,可获得优质青饲料和青干草。也适宜在幼林、果、茶、桑园和禾本科草地间、套种。年可刈割 1～2 次,鲜草产量 1500～3000 千克 / 亩,折合干草产量 300～600 千克 / 亩。

1.土地准备

播前整地,耕深 20 厘米左右,耙糖平整。结合整地,施有机肥 2000 千克 / 亩,或长效复合肥 10～20 千克 / 亩作基肥。翻后及时耙地和镇压。北方干旱灌区做低畦以备灌溉。

2.播种技术

箭筈豌豆春、夏、秋季播种皆可。单播宜 5 月上旬,混播不迟于 5 月中旬。农区一般在小麦收获后复种或麦田套种,从北到南播种期逐步提前。若用于收种,则 4 月初播种为好。单播宜采用条播, 行距 30～45 厘米, 收种田行距 60～70 厘米。混播,可撒播也可条播,可同行条播,也可隔行条播,行距 20～25 厘米。单播收草播种量 4～6 千克 / 亩,收种播种量 2～4 千克 / 亩。与燕麦混播,箭筈豌豆播种量 2～4 千克 / 亩,燕麦 9～10 千克 / 亩。播种深度为 2～3 厘米。播后镇压。

3.水肥管理

箭筈豌豆是一种耗水较少的饲料作物。有灌溉条件的地区, 一般分枝盛期至结荚期灌水 1 次,灌水量为 20～30 立方米 / 亩。

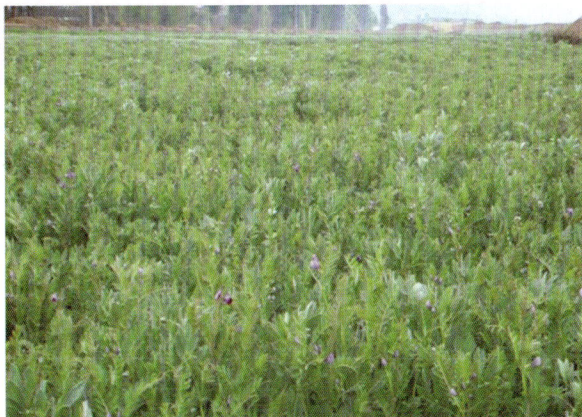

箭筈豌豆大田

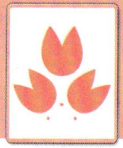

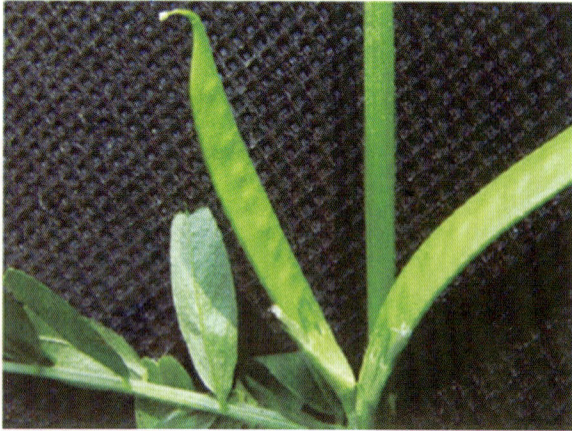

荚果

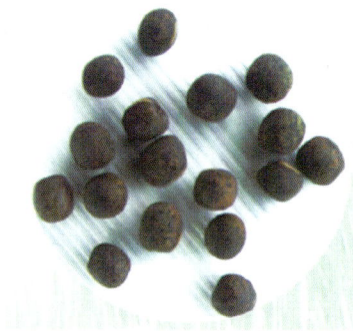

种子

虫害主要有地老虎、蚜虫和黏虫。地老虎多以第一代幼虫危害最重,播种时撒施呋喃丹可有效防治。苗期蚜虫严重发生时,可用40%乐果乳油或氯氰菊酯药物喷雾。出现黏虫危害时,可用糖醋酒液诱杀成虫,也可用2.5%敌百虫或5%马拉硫磷喷雾。用药后15天内禁止饲用。

苗期生长缓慢,在出苗15天左右应除杂一次,以后视生长情况确定中耕除草次数。

5.收获利用

箭筈豌豆鲜草是家畜的优质青饲草,初花期刈割为宜。反刍动物要控制喂量,与其他饲料搭配饲喂,以防鼓胀病。非反刍动物可增加喂量,切碎或打浆饲喂。利用再生草应注意留茬高度,在盛花期刈割时留茬5~6厘米,在结荚期刈割时留茬12厘米左右。调制青干草在孕蕾期至盛花期刈割,应选择持续晴朗天气,就地摊成薄层晾晒,使其快速干燥。干燥时间过长或遭雨淋时,营养价值降低。

4.病虫杂草防控

箭筈豌豆病害主要有白粉病、锈病和黄萎病。病害轻或将要刈割时期,可不用喷药,直接采用刈割方式处理。病害重时常用20%粉锈宁可湿性粉剂或50%多菌灵可湿性粉剂喷雾。

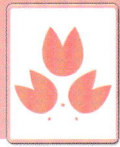

红三叶种植技术

红三叶，豆科三叶草属，短寿命多年生草本植物。广泛栽培于温带、亚热带地区，是重要的豆科牧草之一。红三叶草质柔嫩，适口性好，各类家畜喜食。其营养丰富，开花期干物质中粗蛋白质含量17%。再生性强，一年可刈割4～6次。产草量高，鲜草产量3000～4000千克/亩，折合干草500～800千克/亩；在高水平管理条件下，鲜草产量可达4000～5000千克/亩，折合干草800～1100千克/亩。

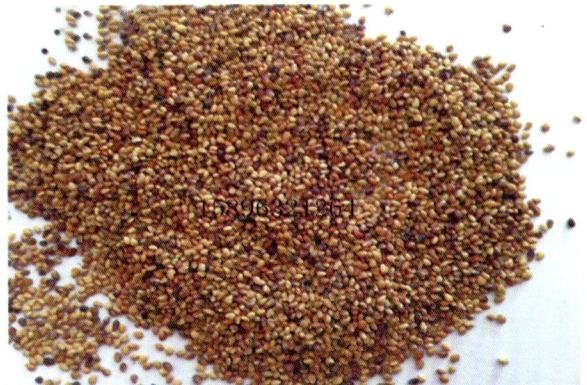

红三叶种子

1.土地准备

红三叶种子细小，根系入土较深，因此需要深耕和精细整地。清除杂草、杂物，仔细耕、耙、平

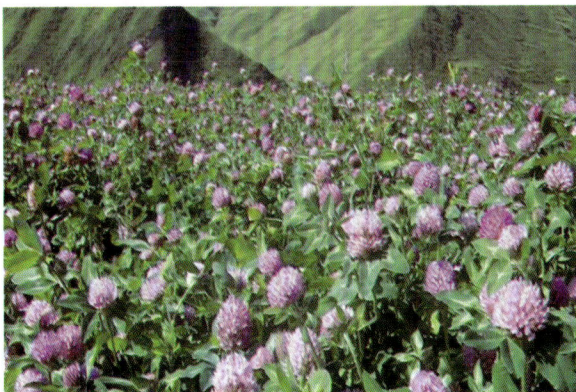

红三叶

整，以利种子出苗。在土壤黏重、降雨较多的地方要挖排水沟。土壤酸性较大时，通过施石灰调整pH，以利根瘤形成。翻耕前均匀施入腐熟有机肥2000～3000千克/亩和过磷酸钙20～25千克/亩作基肥。

2.播种技术

红三叶种子播种前要进行硬实处理。初次种植地，播种前需用根瘤菌接菌，以提高固氮能力。用种过红三叶的土壤进行拌种，也有一定的接菌效果。我省以春播为主，时间为4月、5月。播种方式以条播为主，也可撒播。条播行距30厘米，

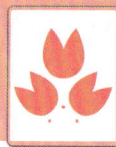

播量为 0.7~1 千克／亩。撒播时播量适当增加。播种深度 1~2 厘米。天气干旱、土质疏松时，播后进行镇压。

3.水肥管理

红三叶苗期生长缓慢，且固氮作用不强，可追施少量氮肥促进生长，如可施尿素 3~4 千克／亩。在夏季高温干旱季节须进行灌溉，可促进再生草的生长和提高越夏率。灌溉时间应掌握在地温和气温较低的时候进行，上午 10 点前或下午 6 点后较好，忌在中午灌水。一般每年追施钙镁磷肥 20~30 千克／亩。

4.病虫杂草防控

红三叶常见病害为菌核病和根腐病。菌核病多在早春雨后潮湿时发生，可侵染幼苗和成株。苗期多在接近地面的茎基部产生水渍状斑点，并迅速扩展，甚至使感病植株凋萎倒伏。成株先在叶片上出现褐色病斑，叶色呈灰绿、凋萎，随后扩展到茎和根。预防此病可进行播前种子处理，采用 1：10~1：20 的盐水浸种。成苗期可用 50%多菌灵可湿性粉剂 1000 倍液防治。刈割也是避免病情扩散的一个有效措施。防治红三叶根腐病可喷施 50%甲基托布津。

虫害主要是地下害虫蛴螬对根的危害，可用鲜草拌毒饵诱杀或人工捕杀。

红三叶苗期生长缓慢，须及时清除杂草。在生长期间，通过及时刈割控制杂草危害。越夏、越冬前及时中耕松土也是抑制杂草入侵，延长红三叶草地寿命的有效措施。

5.收获利用

红三叶可青饲、晒制干草和放牧。青饲时，在草层高度达 40~50 厘米，或现蕾至初花期即可刈割。此时茎叶比接近 1：1，营养成分含量及消化率均较高。刈割留茬高度 6~8 厘米。晒制干草，应在开花早期进行刈割。

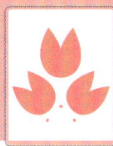

柠条种植技术

柠条为豆科锦鸡儿属多个灌木种的总称。应用较为普遍的有两种，一为柠条锦鸡儿，二为小叶锦鸡儿，是我国北方干旱、半干旱地区重要的水土保持、防风固沙和饲用植物。株丛高大，枝、叶、花、荚果、种子都富含营养，是羊、骆驼、马、鹿等牲畜的良好饲草。生活5年以上的人工柠条草地，可食枝叶干重产量达130～200千克/亩。柠条草地可常年放牧，尤其在冬春季及干旱年份的夏季，可减轻因饲料短缺造成的家畜死亡，有"救命草"的美称。

1.土地准备

在沙地上和严重风蚀地段不需整地，其他土地均以耕翻整地为好。在黏重的土壤上可带状整地，黄土丘陵沟壑区多采用小穴整地。结合土地耕翻，施入有机肥料2000～3000千克/亩作基肥。

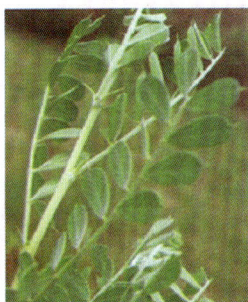

叶片

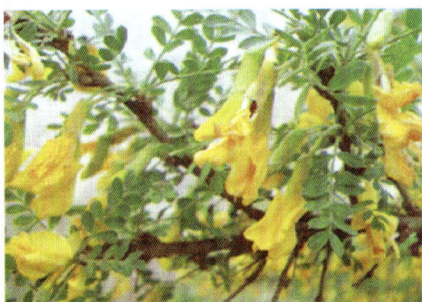

花序

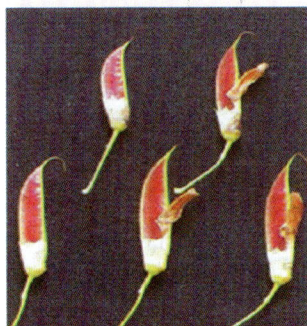

荚果

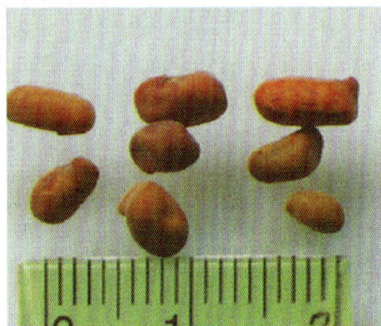

种子

2.播种技术

从春到秋都可播种，宜抓住有雨时机，抢墒浅播。可用温水浸种一昼夜后混沙播种。根据地形、地势不同，应分别采取穴播法、犁沟法、鱼鳞坑法、条状密播法播种。覆土厚度2～3厘米，稍加镇压。还可以采取育苗移栽与飞播等方式进行种植。

（1）穴播法

适于固定、半固定沙地和撂荒地。不需要提前整地，播种时按1米×2米或1米×1.5米的株、行距，"品"字形挖深4～5厘米、长和宽各15厘米的穴，每穴放种子20～30粒。

（2）犁沟法

适于平缓沟地、退耕地和固定沙地。可沿等高线用翻转犁每隔2米或1.5米连翻两犁，然后用尖犁开一趟沟，在沟内每隔1米成堆状点种20～30粒。

（3）鱼鳞坑法

适于陡坡地、坡顶等地带。沿等

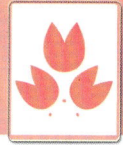

高线，按株、行距 1 米×1 米或 1 米×1.5 米，挖深 20 厘米、长 50 厘米、宽 30 厘米的鱼鳞坑，在坑内作一小土垄，点种子于垄坡上。此方法既可蓄水促进种子发芽，又能防止幼苗被淤泥淹埋。

（4）条状密播法

在沟头、地畔、梯田埂营造带状防护林时采用。按等高线，每隔 1~2 米，挖长 30 厘米、宽和深各 20 厘米的沟，在沟内开小沟进行条播，覆土 3 厘米，稍加镇压。带间距 1~1.5 米，上下呈三角状排列。

3.平茬

播后应严格封育 3 年，不能放牧或刈割，待第 4 年成株后才能利用。第一次平茬一般在播种后第 3 年进行，以后每隔 4~5 年平茬一次。应于立冬到翌年春天解冻前平茬，在距地面 2~3 厘米处刈割掉全部枝条。在风蚀、水蚀严重地区，可隔行带状平茬，即隔 1 行或 2 行平茬 1 行，2~3 年全部平茬一次。生长到 8~10 年、植株生长缓慢或有枯枝以及病虫害严重时，平茬能起到促进萌蘖分枝、更新复壮株丛和延缓衰老的作用。

4.病虫防控

1）虫害。柠条豆象、小蜂、象鼻虫等。播种前，用温水（60℃~70℃）浸种、催芽，可杀死柠条种子中小蜂、柠条豆象的幼虫。可在柠条开花期喷洒 50%的百治屠 1000 倍液毒杀成虫；或于 5 月下旬喷洒 50%的杀螟松 500 倍液毒杀幼虫。放牧或刈割前 1 个月，不应使用化学药剂。

2）病害。柠条叶锈病、花棒白粉病、柠条叶枯病等。在柠条展叶后，每隔 15 天喷一次 160 倍的石灰等量式波尔多液，连续 2 次；或者喷施 0.4~0.5 度石硫合剂或 20%粉锈宁乳油 2000 倍液，即可预防柠条叶锈病的发生。在春季柠条发芽前，喷一次波美 5 度石硫合剂；发芽后，每隔 20 天左右喷波美 0.2~0.3 度石硫合剂，连续 2~3 次，即可预防花棒白粉病的发生。柠条叶枯病，可喷 50%多菌灵可湿性粉剂 800~1200 倍液防治。

5.收获利用

柠条草地一年四季均可放牧利用，特别是在冬、春季节及干旱年份，具有抓膘、复壮、保胎作用。枝叶也可粉碎加工成草粉，作为冬季及早春的补充饲料。荚果及种子也是很好的精饲料，将种子加工处理后喂羊，对羊的催肥作用不亚于大豆。枝条可编筐篓，皮可拧绳，籽可榨油，茎叶可沤肥。也是良好的蜜源植物。根、花、种子亦可入药，有滋阴养血、通经、镇静、止痒等作用。

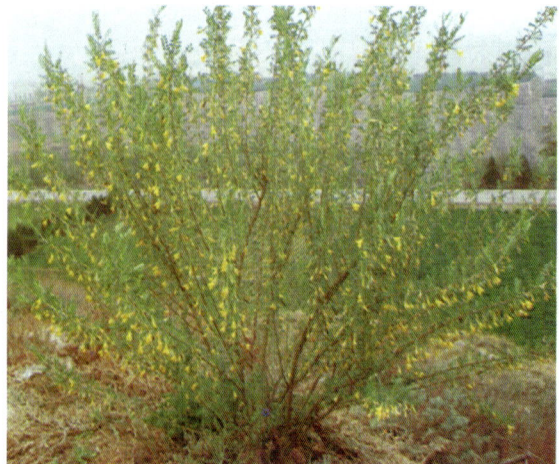

柠条

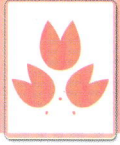

老芒麦种植技术

老芒麦,是禾本科披碱草属多年生疏丛型禾草,是该属牧草中饲用价值较高的草种之一。适宜于海拔 2000～3500 米、年降水量 400～600 毫米的地区生长。可用于粮草轮作和短期饲料轮作,利用年限 2～3 年。也可在长期草地轮作中应用,利用年限 4 年以上。营养丰富,消化率较高,是马、牛、羊和牦牛皆喜食的牧草。夏秋季节对幼畜发育、母畜产仔和牲畜的增膘都有良好的促进效果。年可刈割 1～2 次,干草产量 200～400 千克 / 亩。

地,施腐熟有机肥 1000～1500 千克 / 亩和过磷酸钙 13～20 千克 / 亩作基肥。播前耙耱,使地面平整。干旱地区播种后进行镇压。有灌溉条件的地区,可在播种前灌水 10～20 立方米 / 亩,以利出苗。

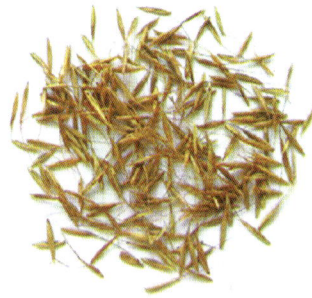

种子

1.土地准备

播种前深翻土地。春播应在前一年夏秋季翻

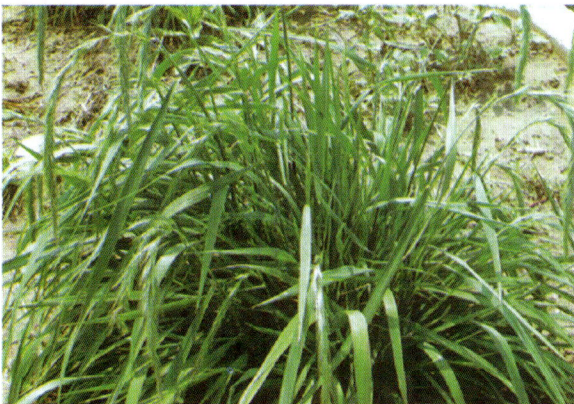

老芒麦

2.播种技术

老芒麦春、夏、秋三季均可播种。有灌溉条件或春墒较好的地方,可春播;无灌溉条件的干旱地方,以夏秋季播种为宜。秋播应在初霜来临 40 天之前播种。在生长季较短的地方,可采用秋末冬初寄籽播种。播种前应进行截芒,以增强种子流动性。条播或撒播,条播行距 15～25 厘米,播种量 1.5～2 千克 / 亩。在播种条件不好时播种量应加倍。播种深度 2～3 厘米,播后镇压。可与

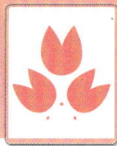

山野豌豆、紫花苜蓿等豆科牧草混播。

3.水肥管理

老芒麦对水肥反应敏感,适时浇水和施肥能够显著提高产量。年降水量 500 毫米以上的地区可以不灌溉。干旱有灌溉条件的地区,分蘖期和每次刈割后灌水 15～30 立方米 / 亩,追施尿素 5～8 千克 / 亩。干旱无灌溉条件的地区,雨季追施尿素 5～8 千克 / 亩。生产力衰退的草地,返青前结合松土施过磷酸钙 10～20 千克 / 亩。

4.病虫杂草防控

老芒麦有时会发生锈病、黑穗病,科学施肥、合理密植、及时排灌、搞好田间卫生可降低发病率。在种子萌发期如果有较长时间的低温,容易在牧草开花前发生黑穗病,发现此病应及时刈割。夏季炎热高湿季节易发生锈病,采用几种牧草混播可减少损失。避免草地湿度大,可抑制锈病的侵染和萌发。合理施肥可预防锈病发生。化学防治可用敌锈钠、吡虫啉、灭菌丹或粉锈宁等喷雾处理。

苗期有时发生小翅雏蝗、狭翅雏蝗、西伯利亚蝗、草原毛虫类、秆蝇类等虫害,构成危害前采用高效氯氰菊酯及时防治,喷药后 15 天内禁止刈割和放牧。

播种当年幼苗生长缓慢,易受杂草危害,应人工除草 1～2 次或选用适宜的化学除草剂,如 2,4-D 丁酯乳油灭除。第 3 年的草地草丛密集,根系盘结,应在早春用轻耙松土、除杂,改善土壤通透性。

5.收获利用

老芒麦叶量丰富,草质柔软,适口性好,马、牛、羊均喜食,特别是马和牦牛喜食。可青饲、青贮或调制青干草。老芒麦再生性不强,一般每年只刈割 1 次,开花至蜡熟初期刈割较为适宜。晚秋与早春严禁放牧。刈割与放牧兼用草地,放牧利用时应划区轮牧。草高 15 厘米时开始放牧,高度下降到 5 厘米停止放牧。为了不影响越冬,应在霜前 1 个月结束刈割,留茬 5～7 厘米,以利再生和越冬。再生草主要用于放牧,但雨天不宜放牧,以免过度践踏造成草地损伤。

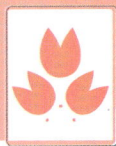

燕麦种植技术

燕麦，又名铃铛麦、香麦、有皮燕麦，是优良的饲用麦类作物，适宜于年降水量 300～450 毫米、气候较为冷凉的地区种植。籽粒蛋白质含量一般为 14%～15%，高者可达 19%。茎秆柔软，叶片肥厚，各类畜禽喜食。青干草产量 300～600 千克/亩。谷物生产籽实产量 150～200 千克/亩，秸秆产量 350～400 千克/亩。

1.土地准备

燕麦播前土地须翻耕。耕前施有机肥 1500～2500 千克/亩、过磷酸钙 20～30 千克/亩，高寒地区可施草木灰补充钾肥。翻耕深度以 18～22 厘米为宜。翻后及时平整土地。麦田复种燕麦，可在麦收后立即施尿素 10～15 千克/亩，旋耕后耙糖、播种、镇压。

2.播种技术

燕麦忌连作，豆科作物是它的良好前作，与豌豆轮作增产效果显著。在西北地区均为春播，春燕麦播种越早越好，可在土地解冻 5 厘米时

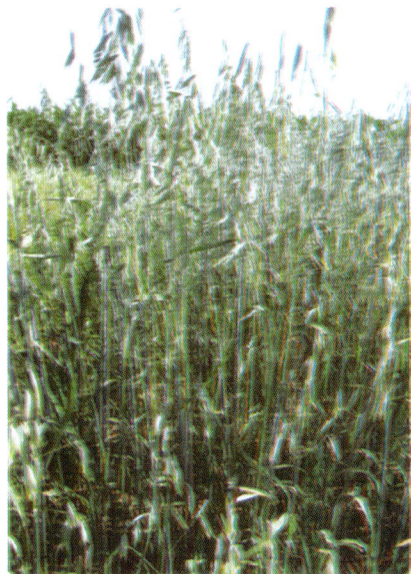

燕麦

播种。高寒地区一般在 4 月上旬至 5 月上旬，温暖地区推迟至 6 月。感染黑穗病地区，播前宜用温水浸种或用种子重量 1% 的多菌灵拌种。通常条播，行距 15～20 厘米，播种量 10～15 千克/亩，覆土 3～4 厘米，播后镇压。燕麦可单播也可与豌豆、毛笤子等豆科牧草混播，以提高干草和蛋白质产量。混播燕麦占混播总量的 3/4 较好，如燕麦 7 千克/亩、豌豆 5～7 千克/亩，或以燕麦 8～10 千克/亩、毛苕子 3～4 千克/亩。混播比例可根据具体情况酌情调整。

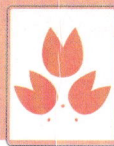

3.水肥管理

燕麦生长快，生育期短，高产的关键是追肥和灌水。生产籽实 200 千克 / 亩或干草 500 千克 / 亩的燕麦草地，除施足基肥外，每次结合灌水在孕穗和灌浆期追施尿素 5～10 千克 / 亩，高寒牧区在下雨前追施尿素 10 千克 / 亩。

在降水量 250 毫米以下的干旱地区，生育期内需浇水 3 次，灌水定额为 15 立方米 / 亩，时间分别在分蘖、孕穗和灌浆期。

4.病虫杂草防除

燕麦的病害主要是黑穗病和锈病，虫害主要是黏虫、土蝗、蝼蛄、金针虫和蛴螬。要注意观察，及早发现，及时防治。燕麦为速生密植作物，一般无须除草。如果苗期杂草太多，可人工除草，也可用 2,4-D 丁酯进行化学除草。感染野燕麦的地区，在野燕麦抽穗后和种子成熟前，人工拔除。

5.收获利用

籽粒用燕麦通常以在主枝或主穗的籽粒完熟、分蘖或枝端的籽粒蜡熟期收获为宜。燕麦籽粒成熟不一致，在穗下部籽粒进入蜡熟期即可收获。籽实产量一般为 150～200 千克 / 亩。籽粒蛋白质含量高，是各类家畜特别是马、牛、羊的良好精料。燕麦秸秆和稃壳质地软，其蛋白质含量较其他麦类秸秆高，适口性好。青饲用燕麦，在拔节至开花期刈割，饲草品质较好。青草柔嫩多汁，消化率高，适口性更好。早期刈割还能再割一次，首次在 50～60 厘米刈割，留茬 5～6 厘米，30～40 天后齐地刈割，鲜草产量可达 2000～3000 千克 / 亩。青贮时从抽穗到蜡熟期均可收获。全株青贮喂奶牛和肉牛，可节省 50% 的精料。调制青干草可在灌浆期刈割。在燕麦与豌豆或毛苕子混播草地上放牧肉牛，肉牛日均增重 0.8 千克。混播牧草的草粉，可用于猪、鸡的配合饲料。

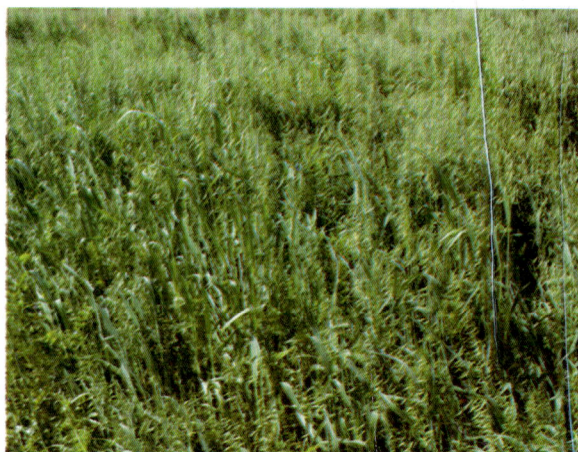

燕麦与箭筈豌豆的混播草地

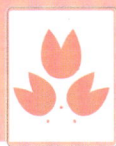

饲用玉米种植技术

1.种子处理

可按照青贮和青饲需要选用适合饲用的早、中、晚熟品种，以解决阶段性饲草料不足的困难。播种前将种子晾晒 1~2 天，可以提高发芽率和幼苗的生活力。同时，播前须进行药剂拌种，防治地下害虫。

2.播种时期

当气温稳定在 10℃时为玉米适宜播期，各地可结合当地气候特点确定播种时间，一般在 4 月中下旬。

3.选地整地

饲用玉米对土壤的要求不严，土壤的 pH6~8，土质疏松、深厚，有机质丰富土壤均可种植。但是在土层深厚、养分充足、疏松通气、保肥保水性能良好的情况下方能获得高产。播种前要及时耙糖，达到地平、土碎、墒情好的目的。

4.播种密度

把握行距、株距和播深，合理密植。行距 50~60 厘米，可以采用大小行种植，也可等行距种植。播种量每亩 2~2.5 千克，播深 3~5 厘米。

深浅一致，覆土均匀，这样才能确保苗齐、苗全、苗匀。通常地力差、施肥不足的宜密些，地力强、施肥水平高的宜稀些。

5.田间管理

（1）及时定苗

当玉米长至 4~5 叶时，于晴天下午定苗，留大小均匀一致的壮苗，去弱、杂、病、小苗。

（2）科学追肥

1）齐苗后 5~7 天每亩施腐熟粪水 1000~1250 千克、尿素 4~5 千克兑水 1000 千克淋施，促进根系生长。弱势苗多施。

2）在大喇叭口期前 2~3 天施一次肥，亩施复合肥 15 千克、硫酸钾 5 千克，叶色偏黄的田

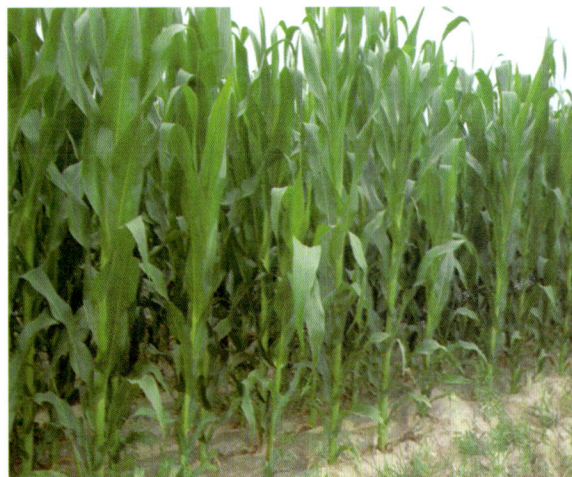

拔节期

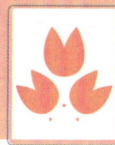

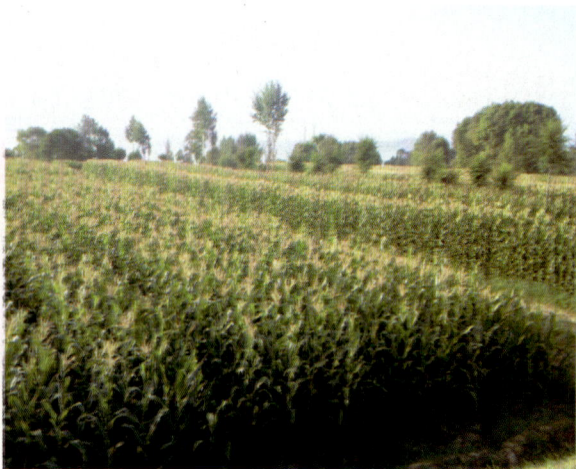

每亩用 50%多菌灵 500 倍液、50%退菌特可湿性粉剂 800 倍液或 75%百菌清 300 倍液 100 千克喷雾防治。

（2）玉米纹枯病

每亩用 1%井冈霉素 0.5 千克加水 200 千克喷雾或用退菌特 75 克加水 125 千克喷于植株下部防治，喷粉锈宁防治效果也很好。

（3）玉米丝黑穗病

25%粉锈宁可湿性粉剂按种子量的 0.5%拌种可有效防治。

（4）玉米螟

在大喇叭口期每亩用杀螟粒 3~5 千克防治，还可用菊酯类农药 3000 倍液在心叶期向心叶喷射灌注防治。

（5）黏虫

用 50%辛硫酸乳油 1500 倍液喷雾或每亩用 25%敌百虫乳油 50~80 毫升喷雾防治。

（6）玉米红蜘蛛

用 50%马拉硫磷 1500 倍液喷雾，连喷 2~3 次；20%虫螨克 1000~3000 倍液喷雾。

抽穗期

块可增施尿素 4~6 千克。肥料条施于两行玉米中间的施肥沟中并覆土。

3）玉米抽雄后亩施复合肥 10~15 千克，同时也可用磷酸二氢钾等进行根外追肥 1~2 次，以防止"秃顶"。

（3）水分管理

按照前润、中湿、后润的原则进行。抽雄、灌浆期为玉米需水临界期，一般抽雄期浇 1 次水，灌浆期浇 1~2 次水，如遇雨、干旱可根据实际情况减少或增加浇水次数。

（4）培土除草

结合施肥、松土、除草进行二次培土，确保根系不外露，增加营养吸收面积，提高植株抗倒伏能力。

6.病虫害防治

（1）玉米大、小叶斑病

7.适时收获

饲用青贮玉米在乳熟末期至蜡熟初期收割最为适宜，可以获得最高的饲用营养价值。收割后要及时切碎秸秆和果穗，妥善入窖青贮，以备日后饲用。

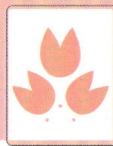

饲用高粱种植技术

饲用高粱、苏丹草和高丹草均为高粱属牧草，统称为饲用高粱，具耐旱、耐热、耐盐碱和耐贫瘠等特性。饲用高粱植株高大、产量高、适应性强；苏丹草再生性好、耐刈割、氢氰酸含量低、饲用品质好；高丹草为高粱和苏丹草的杂交种，生物产量高，再生性等介于高粱和苏丹草之间。

1.土地整理

结合施基肥进行深松或深耕，耙碎、磨平、压实，形成上实下松的种床。基肥以腐熟的有机肥最好，适宜用量 2000～3000 千克/亩，并用磷

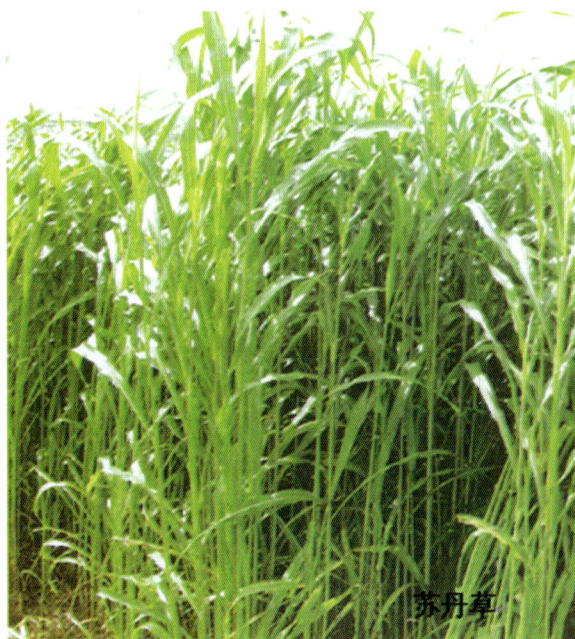

苏丹草

甜高粱

钾含量高的复合肥 20 千克/亩左右作为基肥。

2.播种技术

适合春播或夏播。春季地表土温达到 10℃时播种。夏播宜早，以免影响产量。单播时行距 15～30 厘米，干旱地区播种行距可增加到 50 厘米。播种深度 1.5～3.0 厘米。水浇地播种量 1.5～2.0 千克/亩，播种量增大茎秆直径减小，有利于提高饲草的叶茎比。旱地播种量应减小至 1 千克/亩。

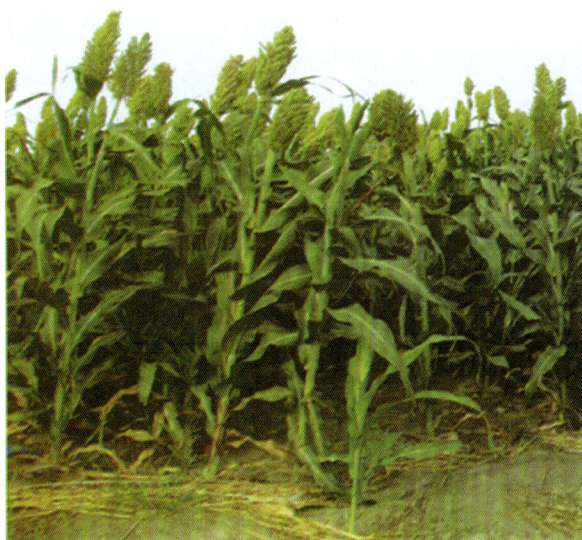

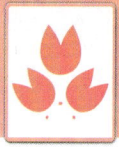

3.水肥管理

土壤水分状况越好,施肥量应该越大。氮肥主要用作追肥,分蘖期和每次刈割后施氮肥2.67～5.33千克/亩。磷肥可作为基肥一次性施入,通常用量为2～4千克/亩,特别缺磷的地区可提高到6～8千克/亩。钾肥的用量一般为4～8千克/亩,1/3～1/2的钾肥可作为基肥施入,剩余的可与氮肥一起作为追肥。出苗后适当蹲苗有助于提高植株的耐旱性。

4.病虫杂草防控

1)杂草。土壤封闭可用玉米田使用的土壤封闭除草剂。分蘖后不易受杂草危害,苗期可选阿特拉津,苗期阔叶杂草也可用2,4-D丁酯等除草剂防除。

2)虫害。高粱蚜为主要的害虫。一般发生在7月。连续20多天平均气温在22℃以上,干旱少雨,则后期蚜虫就会大面积发生。可喷0.5%乐果粉剂2000倍液或50%辟蚜雾可湿性粉剂6～8克,兑水50～100升喷雾;亩用5%的甲拌磷颗粒剂200克,掺细沙或土1～1.5千克,每12行散施1行,进行熏蒸灭蚜。北方地区较少有虫害发生。

5.收获利用

可用于放牧、青饲、青贮及制作青干草。刈割留茬高度为10～15厘米,太低会影响再生。

1)青饲或调制青干草。可多次刈割用来青饲或调制青干草,饲用高粱株高100～130厘米时刈割,苏丹草50～70厘米时刈割。如果刈割太晚,木质化提高,会降低营养成分。

2)青贮。最好选籽粒产量高的品种秋季一次刈割制作青贮,适宜收割期为蜡熟期。如选择中晚熟不结实的品种,刈割太早含水量太高不易青贮,可以先刈割1～2次生产青干草,等霜降后植株的水分含量降低到60%～70%时再收割青贮。

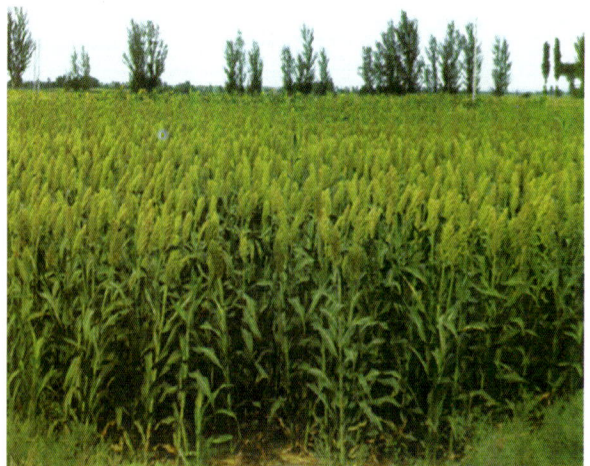

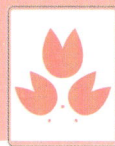

甜高粱种植技术

1.平地施肥

（1）整地平地

种植甜高粱的土地要精耕细耙，细碎平整。春播区整地的核心是蓄墒、提墒和保墒。夏播整地视情况而定，夏播甜高粱越早越好。

（2）施肥

播种时每亩最好施 3~6 千克的氮肥作基肥，或施农家肥 4000 千克左右。采用化肥可每亩沿沟施 10 千克磷酸氢铵、10 千克尿素或 50 千克复合肥。刈割 1~2 次后，追施一定量的氮肥和磷肥。

2.适时播种

根据本地生态条件和栽培目的的不同，选择合适的优良品种。外界平均气温达 15℃时最佳，即 4—7 月均可。播种时可机播，也可点播，每亩播种量 1~1.5 千克，播种深度在黏土地上为 2~3 厘米，在沙土地上为 5 厘米。株距 8~10 厘米，行距 70 厘米，亩保苗 1~1.2 万株，播种后覆细土或细沙压实。若用来调制干草或作青贮时应加大播种量，行距一般为 15~30 厘米。

3.田间管理

甜高粱要早间苗，培养壮苗，可在 2~3 叶期拔除过于稠密地段的弱苗，定苗在 4~5 叶期进行，要求株距远近一致，留壮苗。如有缺苗应及时补苗，补苗时取稠密地段的苗子，尽量少伤根，边取边补。甜高粱还要适时除叶，每株留 4~6

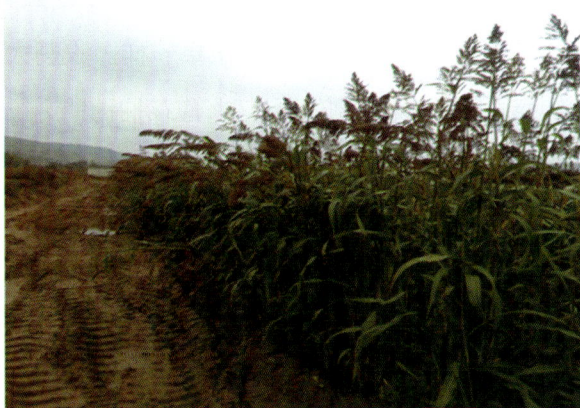

甜高粱

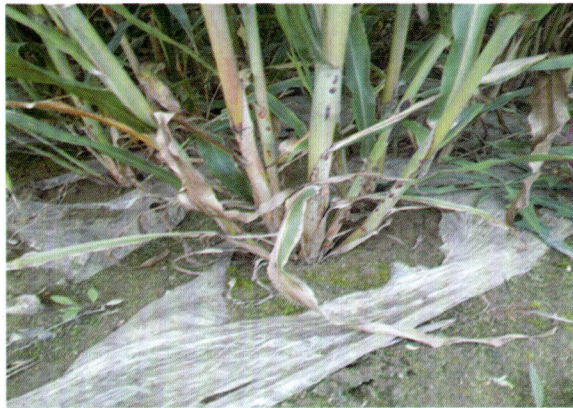

甜高粱根部

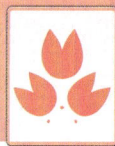

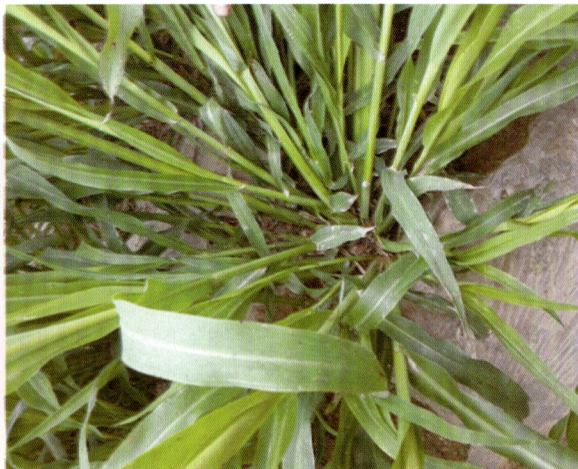

刈割后分蘖

叶,若留种则需去除全部分叶。

4.培耕追肥

在甜高粱幼苗 2～3 叶期进行第一次中耕,在 4～6 叶期时结合定苗进行第二次中耕,深度在 10 厘米左右,以切断表层根系,促使根系下扎。第三次中耕一般在第二次中耕后 10～15 天进行。此时植株长到 70～80 厘米拔节期,即将封行时进行大培土,将行间的土壤培于甜高粱的基部,在行间形成垄沟。此阶段追施 10～15 千克的尿素或磷酸氢铵,埋植于甜高粱根部。追肥、灌溉、中耕、培土结合进行。

5.及时浇灌

生长期内至少浇灌 3 次水。甜高粱的生长过程中在抽穗前浇水最为重要,有利于后期的开花结实和秆中糖分的积累。

6.虫害防治

(1)蚜虫

在天气炎热干旱时易发生,应及早防治。防治方法:若发现蚜虫,用溴氰菊酯、氯氰菊酯或无公害农药按比例喷洒防治。

(2)螟虫

若发现有螟虫危害心叶时,即按比例喷施溴氰菊酯;若螟虫已进入甜高粱秆内危害时,可在心叶处撒数粒呋喃丹防治;甜高粱抽穗后,螟虫上到穗部为害,可按比例施溴氰菊酯。

7.及时收获

甜高粱生长期在 45～60 天,适时收割可收获 2～3 茬。在成熟后及时收获,以利第二茬生长。选晴天收割,留茬 3～5 厘米以利再生。一般高度在 1～1.5 米时就可刈割青饲。若要生产高质量的干草,应在高粱抽穗前进行收割。此时加工成的干草,蛋白质含量比苜蓿干草稍低一些,但能量含量与高质量的苜蓿干草一样。收割太晚,草质明显下降。制作青贮时,应在抽穗期进行刈割,因为此时牧草的质量比较高,水分含量也降到了适宜青贮的水平。

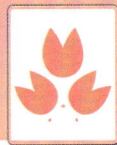

甘引1号黑麦种植技术

甘引1号黑麦（甘审GCS004号），为黑麦属一年生草本植物，是由甘肃省草原技术推广总站引进，经甘肃省草品种审定委员会审定批准的饲草新品种。适宜在海拔2000～3000米高寒牧区种植，耐寒性强，生育期短。具有高产、抗病、耐瘠薄、适应性广等特点。

1.土地整理

播前土地须翻耕，翻深20厘米为宜，翻后及时平整土地。施肥以基肥为主，种前施有机肥1500～2000千克/亩。

2.播种技术

高海拔、寒冷地区主要以春播为主，时间在4月下旬至5月上旬。温暖地区也可秋播，9月中旬为宜。播种前晒种2天，以提高发芽率。播种方式以条播为主，也可撒播。行距15～30厘米，秋播宜浅，播深2～3厘米，播后应镇压。春播时播深可到5厘米。播种量10～15千克/亩。可与豌豆混播。

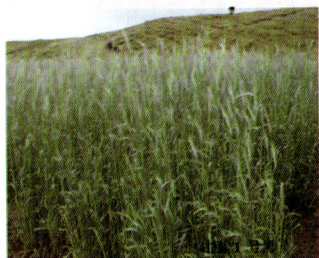
甘引1号黑

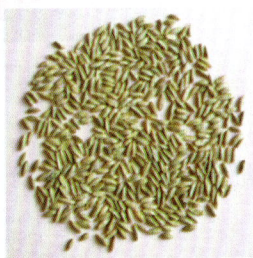
种子

3.水肥管理

甘引1号黑麦生长快，生育期短，施氮肥可提高产量和牧草的蛋白质含量。尿素用量为7～10千克/亩，最好分两次施，分别在孕穗期和灌浆期结合灌水追施。无灌溉条件的地区，下雨前追施尿素5千克/亩。磷肥和钾肥最好在播种时作为基肥，磷肥一般为过磷酸钙25千克/亩，钾肥（K_2O）一般为2～5千克/亩，富钾土壤可不施钾肥。

4.杂草病虫害防除

甘引1号黑麦受杂草危害较轻，一般用2,4—D丁酯就可有效防除。抗病性强，生长期病虫害少，绿叶持续期长，整个生长期内无须喷洒农药，是优质绿色青饲作物。

5.收获利用

1）青刈。拔节到孕穗期刈割，营养价值较高。一年刈割2次，草层高度达60厘米左右首次刈割，留茬5～8厘米。茬地可放牧利用。

2）青贮。开花盛期刈割。与豆科牧草混播的青贮营养价值更高。

3）调制干草。霜降后刈割，可获得较高的干草产量。

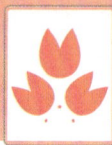

人工捕捉鼢鼠技术

人工捕捉鼢鼠时间：土壤解冻的季节，春季、秋季、夏季都可以进行，以春季灭鼠效率最高，秋季次之，夏季较差。我省一般 5 月、9 月灭鼠。

人工捕捉鼢鼠的方法主要有两种：弓箭法和弓形铗法。

1.弓箭法

利用鼢鼠怕风怕光、开洞就要堵洞的习性诱杀。弓箭的制作材料有柳条、竹条、黄刺条、细木棍、钢针、铁丝、细麻绳、橡皮条、尼龙绳、削木刀等，各地可以就地取材自制。制作弓箭的要求是射杀力强、成本低、携带方便。制好弓箭后，灭鼠人员每人可带 30～60 个弓箭到现场安置。

弓箭安装的方法是：寻找新鲜的鼢鼠活动的有效洞道，用铁铲挖开洞道，洞口要切齐，洞顶的地面要铲平。在开挖洞口的洞道上方安放弓箭，弓距洞口约 15 厘米。箭头不要伸入洞中，箭射下之后，要恰好在洞道的正中位置。鼢鼠前来封堵洞口时，触动触发机关档棍，牵绳放松，箭在弓弦力的弹射下，射杀鼢鼠。布好弓箭后每 1 小时左右检查一次。

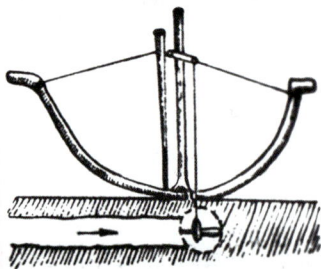

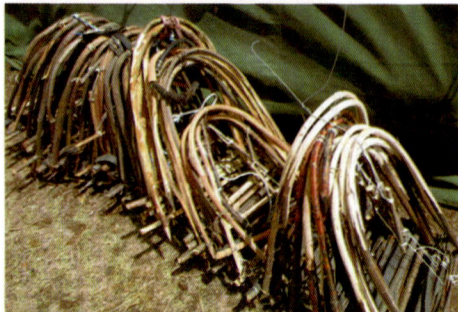

2.弓形铗法

弓形铗主要由两个半圆弧形弓、踏板、弹簧片组成。布好弓形铗后，鼢鼠触动踏板，两个半圆弧形弓由开放快速强力合拢，夹死鼢鼠。

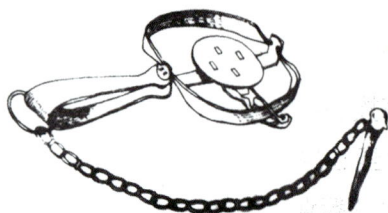

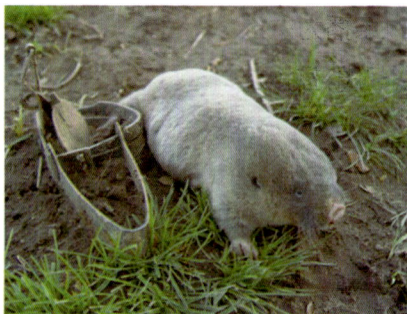

用铁铲挖开洞口，在有效洞道布铗，布好后在鼠铗上撒些松土，仿造鼠洞环境。把弓形铗用细铁丝或绳子固定于洞外的木桩上，防止鼢鼠带铗跑远，然后用草皮将洞口盖严。若鼠被夹住，夹上的铁丝就绷得很紧，要及时收鼠。

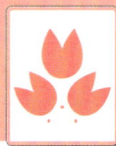

猫尾草种植技术

猫尾草,多年生禾本科草本植物。喜湿润,适宜在年降水 750~1000 毫米的地区生长,较耐淹浸,耐寒性强,在旱地生长不良。产草量高,生长年限长,饲用价值高,是赛马、奶牛的优秀饲草。干草产量 300~500 千克 / 亩,良好条件下可达 700 千克以上。

1.土地准备

种子细小,出苗和保苗均较难,应选择在土壤结构良好的地块种植,并保证良好的整地质量。播种前要精细整地,做到土碎地平。对秋翻地,前茬作物收获后要先进行灭茬,再翻耕,并需要多次耕耙镇压,使土地平整、土块细碎。对土质疏松且较干旱的地区,要先镇压再播种。如果土壤肥力较差,播种前要先施基肥,一般施有机肥 1000~2000 千克 / 亩,然后深翻耙平。

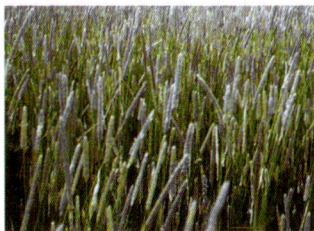

猫尾草

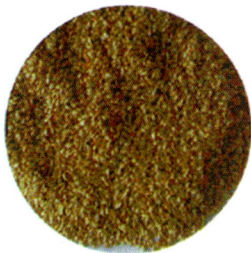

种子

2.播种技术

猫尾草在西北地区宜春播(3~4 月),也可秋播(9~10 月)。可单播,也可混播。混播多与紫花苜蓿、红三叶等牧草按照 2∶3 的比例播种。刈割草地以单播为主,放牧或刈牧兼用草地以混播为主。条播、撒播均可。饲草田条播行距 15~30 厘米,播种量 0.6~0.8 千克 / 亩;种子田条播行距 40~60 厘米, 播种量 0.3~0.5 千克 / 亩。播种深度以浅播为宜,覆土深度 1 厘米。播种时如果土壤湿润,风小,种子播于地表后及时耙耱;如果土壤较干旱,且风大,播后需要镇压。

3.水肥管理

猫尾草对水肥反应敏感,灌水结合追肥对增加分蘖和提高产量均有良好效果。刈割后及时浇水可以加快再生速度,提高牧草产量与品质。每次灌水 70 立方米 / 亩左右,冬灌利于翌年生长。

猫尾草对氮肥的需求量较大,追施肥料与灌水结合可以显著提高猫尾草的产量和品质。在单播的时候,施尿素 10 千克 / 亩。磷钾肥的追施量可根据当地的土壤肥力状况而定,可施 15 千

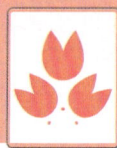

克／亩、8 千克／亩。猫尾草与豆科牧草混播的时候，可以不追施或少追施氮肥。

4.病害及杂草防控

猫尾草在生长过程中容易感染霜霉病和白粉病。只要科学施肥、合理排灌、搞好杂草防除、改善通风透光条件等就可减少发病率。如若孕穗期后发病，要尽快刈割。种子田要及时喷药防治。

霜霉病在春秋季症状明显，病株黄化矮缩，病叶增厚变宽，叶淡绿色，有黄白条纹。可以通过混播、适量灌水、及时排涝、及时清除病株及田间杂草减少发病率。播种前可用 95%帝克松可溶性粉剂或 20%萎锈灵乳油（按照种子重量的 0.7%）或 35%瑞毒霉（按照种子重量的 0.2%～0.3%）拌种。一旦发病，可选用瑞毒霉、瑞毒霉锰锌、杀毒矾、普力克等喷雾。

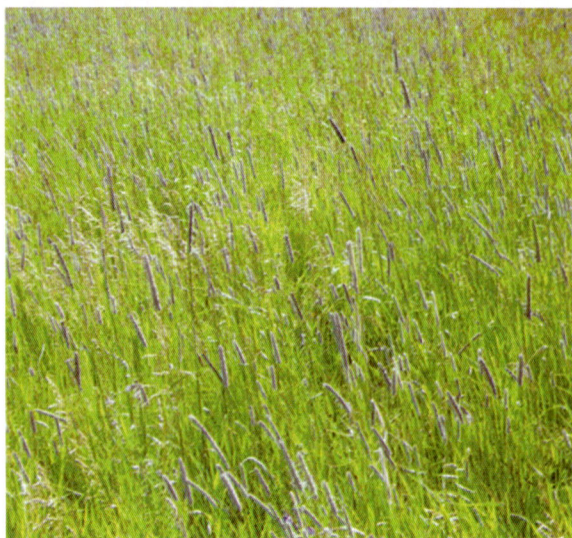

白粉病在春、秋季发生严重，在极度干旱的地区也容易发生。受害叶片先出现近圆形或椭圆形的褪绿斑点，最后叶片变黄，枯死。播种前可用粉锈宁、立克秀、特普唑等拌种。发病时，可选用粉锈宁、甲基托布津、多菌灵等药剂喷雾防治。

猫尾草种子小、出苗较慢、幼苗细弱，须格外注意板结和防除杂草。

5.收获利用

草质细嫩，适口性好，为牛、羊、马等家畜所喜食，可供放牧或刈割用。在初花期刈割，迅速干燥，可获得优质的干草。刈割时留茬高度一般为 10～12 厘米。根系入土浅，再生能力差，不耐践踏，不耐牧。

田间种植

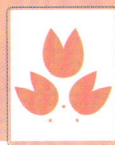

垂穗披碱草种植技术

垂穗披碱草，是禾本科披碱草属中分布最广、最为常见的短寿型多年生禾草。一般存活4年，在2~3年产量最高。垂穗披碱草是海拔3000～4200米的牧区草地主要的刈牧兼用栽培品种，能有效防治水土流失，是高寒牧区最为常见的草原补播或建立人工草地的草种之一。

垂穗披碱草适口性好，能调制营养丰富、质量优良的青干草。与豆科牧草混播，可获得理想而持久的人工草地。灌溉条件下年产干草400～800千克/亩，旱作条件下年产干草200～400千克/亩。

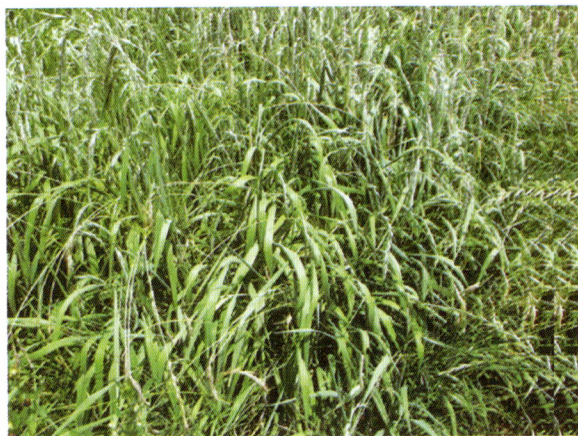

1.土地准备

垂穗披碱草对土壤要求不严，耐瘠薄，能适应北方各种类型的土壤，但更喜欢湿润和排水良好的土壤。播种时需要进行机械灭茬、除草、镇压、精细整地。深耕20～30厘米。翻耕前施入腐熟的有机肥1000～1200千克/亩。有灌溉条件的地区，在播前5~7天灌水30～40立方米/亩，待水干后整地播种。

2.播种技术

垂穗披碱草春、夏、秋季均可播种。高寒牧区多在春季播种，以清明前后为宜，夏播最迟不宜超过6月下旬。在旱作栽培条件下，雨季(7~8月)播种是抓全苗的关键措施。种子应脱芒或碾压断芒。种子田须条播，行距15～30厘米。播种量1~2千克/亩。大面积草田可采用撒播或条播，播种量增加50％。播种深度3～5厘米，播后镇压。垂穗披碱草苗期生长缓慢，播种当年一般只能抽穗开花，结实的很少，第二年才能发育完全。适宜条件下，播种后8~9天即可出苗，当出现3片真叶时开始分蘖和产生次根，从而进入快速生长期。垂穗披碱草的分蘖能力强，一般

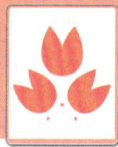

可有 30 ~ 40 个,最高可达 100 个。

3.水肥管理

垂穗披碱草从分蘖到开花前需水量较大。在水分条件较好的环境下分蘖力强,生长特别旺盛。干旱时,有条件的地区应灌水 2 ~ 3 次。在整个生长期内需氮肥较多,尤其是单播草地,每次刈割后宜追施尿素 5 ~ 8 千克 / 亩。根据土壤养分状况,每隔 2~3 年,返青前追施过磷酸钙 17 ~ 20 千克 / 亩,或长效复合肥 10 ~ 16 千克 / 亩。

4.病害杂草防控

垂穗披碱草在生长过程中容易感染锈病和白粉病。锈病发生较严重时,可喷粉锈宁等。播种前用粉锈宁拌种可预防白粉病。发病时,可选用粉锈宁、甲基托布津、多菌灵等药剂喷雾防治。如

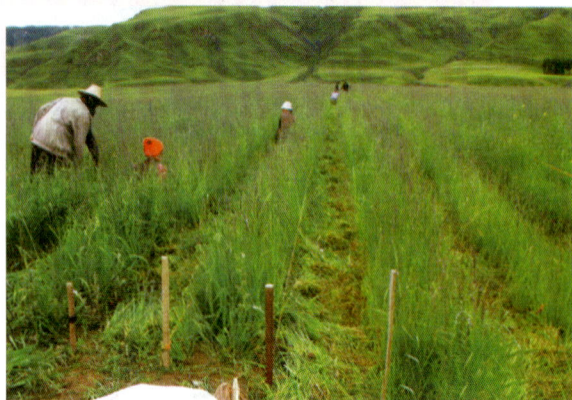

种子生产田

孕穗后发病,要尽快刈割。苗期有时发生蝗虫、草原毛虫类、秆蝇类等虫害,可用高效氯氰菊酯及时防治。喷药后 15 天内禁止刈割和放牧。

垂穗披碱草播种当年生长速度相对缓慢,可于分蘖期间进行中耕除草,以消灭杂草和疏松土壤,促进其生长发育。

5.收获利用

播种当年可以在冬季土壤结冻后,有控制地轻度放牧。晚秋与早春严禁放牧,以免因牲畜贪青啃食造成破坏。刈牧兼用草地放牧利用时应划区轮牧,草高 15 厘米时开始放牧,高度下降到 5 厘米时停止放牧。

垂穗披碱草叶量较少,营养枝条较多,饲用价值中等偏上。分蘖期各种家畜均喜采食。抽穗期至始花期刈割调制的青干草,颜色鲜绿,气味芳香,适口性好,马、牛、羊等家畜均喜食。开花后迅速粗老,家畜不喜食。与豆科牧草混播,能获得理想而持久的人工草地。每年可在抽穗期刈割一次,调制干草。收种应在全田果穗 60% 变黄时进行,迟则脱落。收种和刈割牧草时留茬均在 5 ~ 7 厘米为宜,再生草可用于放牧。

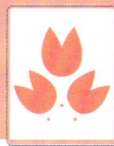

生物毒素灭鼠技术

生物毒素灭鼠方法是采用经过过滤除菌的细菌外毒素作为杀鼠剂，并用浸泡法配制成各种浓度的毒素毒饵，杀灭各种害鼠的方法。用 C 型、D 型肉毒梭菌毒素作为杀鼠剂配制成的毒素毒饵，冬春两季在我国的北方地区杀灭农田、草原的不冬眠害鼠效果好、成本低，是高效、低毒、无二次中毒、无环境污染的生物毒素杀鼠剂。

1.使用方法

(1)诱饵的选择

目前使用的饵料主要有青稞、小麦、燕麦、高粱等作物种子。

(2)毒饵制备

选用新鲜饵料，严禁使用霉烂变质或有异味的饵料。使用 C 型、D 型肉毒梭菌毒素，规定使用浓度为 0.1%，C 型、D 型两种饵料的配制方法一致。

现场配制毒饵时，饵料、水、肉毒梭菌毒素的配比为：1 千克饵料、80 毫升水、1 毫升毒素原药。由于饵料及含水量的差异，配制毒饵时，要求毒素稀释液浓度适中，不可太干或太湿，以毒素稀释液全部吸收后正好拌匀饵料为宜。具体操作方法是：以加工 100 千克毒饵为例，将 100 千克饵料置于拌饵槽，量取拌饵用水 8000 毫升，干净河水、自来水均可(不得使用热水或开水)，量取 100 毫升肉毒梭菌毒素倒入水中拌匀，将毒素稀释液缓慢倒入拌饵槽中，边倒边搅，经彻底搅拌均匀后装袋置于避光处，存放 12 小时后即可使用。第 1 天拌制的毒饵第 2 天务必用完。

(3)投饵方法

投放毒饵于鼠洞口，每洞投饵一般 1~5 克。投饵的方法及质量与灭鼠效果关系极大，毒素毒饵的投饵方法与化学药物毒饵基本相同，主要有洞口或洞群投饵法、均匀投饵法、带状投饵法、等距离投饵法等，可根据不同使用场所及不同种类害鼠的生活习性，选择适宜的投饵方法。常年营地下生活的种类可采用开洞投饵法和洞道内投饵法等。

2.鼠害防治安全注意事项

1) 配制毒饵时为防止误食造成人畜中毒，如使用的原药中无警告色，就必须加入警告色，

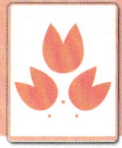

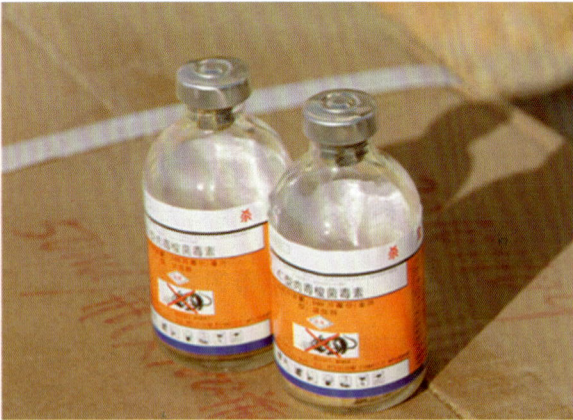

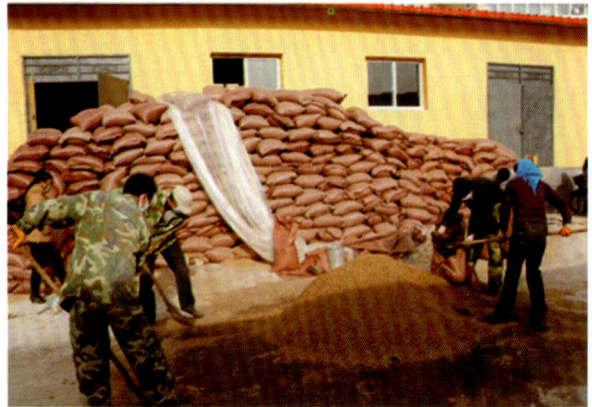

加入的警告色应易与毒饵混合且不影响害鼠采食。常用的警告色有食品红、食品灰、亮蓝等。

2）鼠药应设专人、专柜保管，配制毒饵以及损耗的数量应及时登记，做到账目清楚，账物相符。

3）C型、D型肉毒梭菌毒素水剂是毒性极强的生物制剂，运输时要轻装、轻放，防止破损，避免高温和日晒，用专用冰箱保存，专人保管。配制毒饵的容器及有关工具、空瓶等，应单独存放，不得挪作他用，更不能接触食品、饲料。

4）毒饵应由专业技术人员配制，要严格按要求浓度加工，不得随意加大或减少浓度。

5）配制及投放毒饵的人员要戴口罩和手套，穿工作服，不能用手接触毒饵；操作完毕应彻底清洗消毒，确保人身安全。

6）配制毒饵要远离住房、畜圈、渠道、水井，禁止无关人员及畜、禽等靠近。

7）如有误食中毒现象，必须立即（携带标签）就医，用C型肉毒抗血清或D型肉毒抗血清治疗。

8）投饵后应禁牧5~7天左右。

3.效果检查

使用C型、D型肉毒梭菌毒素灭鼠，害鼠死亡高峰期为投饵后3~5天，所以灭鼠效果检查可在投饵后第六天进行，采用封洞开洞法进行灭效检查。

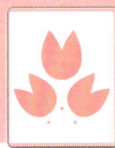

化学灭鼠技术

化学灭鼠是指利用化学杀鼠剂配成毒饵毒杀害鼠的方法。目前常用的药剂为"抗凝血剂"类（如氯敌鼠钠盐、溴敌隆等），维生素 K1 是此类杀鼠剂的特效解毒剂。

1.毒饵配制

（1）饵料选择

饵料选择应考虑的主要因素有喜食性、饱满度、含水量、购置成本等。在大量配置毒饵时，应考虑周全，使效果、效率、效益三效统一。目前使用的饵料主要有小麦、青稞、燕麦、玉米、萝卜、胡萝卜等。

（2）用药量

"抗凝血剂"类杀鼠剂，在毒饵配制中要求原药使用量为饵料用量的万分之三至万分之五，一般不得超过万分之五（另有配制标准的除外）。

在毒饵配制时，应根据配制量选择配制器具，并准确确定每一加工过程的用饵量、用药量和用水量。如配制 200 千克毒饵需要饵料 200 千克，温水 20 千克（用水比例 10%），原药 0.06~0.1 千克（原药比例 3：1 万 ~5：1 万，固体原药需要酒精或溶剂稀释的，应先稀释后再用）。

（3）警戒色

配制的毒饵中应加入警戒色（黄色或红色）。

2.投饵

1）地下生活鼠类采用开洞投饵或插洞投饵。

2）地面生活鼠类采用按洞投饵，每个洞口前投毒饵 10 粒左右。

3.科学使用农药

1）准确计算药剂量和用水量。要使用干净的软水，不得使用含杂质多的脏水和含钙镁离子的硬水。

2）农药称量、配制应根据药剂性质和用量进行。注意农药的混用禁忌（如有机磷农药不能与碱性农药混用，乳油不能与某些水溶液药剂混用等）。

4.农药使用中的注意事项

1）配药时，配药人员要戴胶皮手套，必须用量具按照规定的剂量称取药液或药粉，不得任意

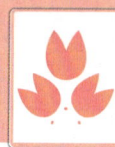

增加用量。严禁用手拌药。

2）拌饵要用工具搅拌，用多少，拌多少。

3）配药和拌饵应选择远离饮用水源、居民点的安全地方。

4）施药草原要竖立标志，在一定时间内禁止放牧、割草、挖野菜，以防人、畜中毒。

5）饵料要随配随用。当天配好的饵料尽量当天用完。

6）防治工作结束后，要及时清洗施药机械，连同剩余药剂一起交回仓库保管，不得带回家去。清洗施药机械的污水应选择安全地点妥善处理，不准随地泼洒。盛过农药的包装物品，要集中处理。严禁在人畜饮水的水源保护地投药。

5.施药人员的选择和个人防护

1）投饵人员一般由身体健康的成年人担任，并应经过一定的技术培训。凡体弱多病、患皮肤病和农药中毒及其他疾病尚未恢复者，哺乳期、孕期、经期的妇女，皮肤损伤未愈者，不得投饵。投饵时不准带小孩到作业地点。

2）投饵人员投饵时必须戴防毒口罩，穿长袖上衣、长裤和鞋、袜。在操作时禁止吸烟、喝水、吃东西，不能用手擦嘴、脸、眼睛，绝对不准互相喷射嬉闹。每日工作后喝水、抽烟、吃东西之前要用肥皂彻底清洗手、脸和漱口，有条件的应洗澡。被农药污染的工作服要及时换洗。

3）操作人员如有头痛、头昏、恶心、呕吐等症状时，应立即离开投饵现场，脱去污染的衣服，漱口，擦洗手、脸和皮肤暴露部位，及时送医院治疗。

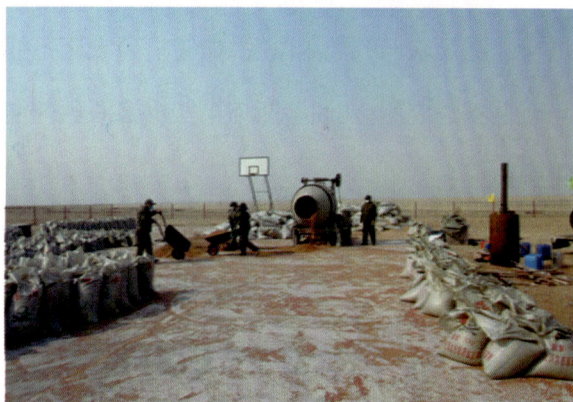

毒饵配置

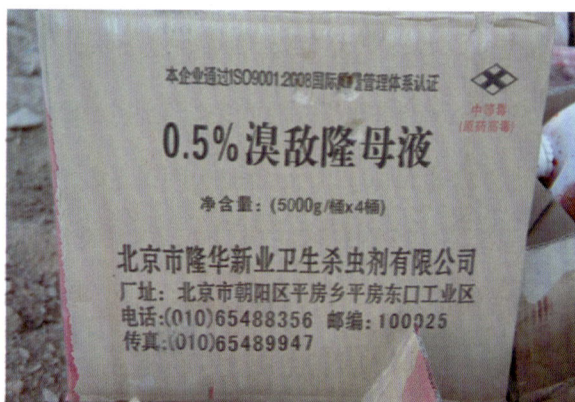

溴敌隆母液

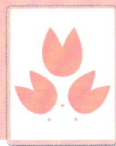

牧鸡灭蝗技术

牧鸡灭蝗是将调教驯养好的雏鸡（60日龄，体重达到700克）在蝗虫发生季节适时运至需要灭蝗的草原进行有组织地牧养，利用牧鸡采食蝗虫，达到灭蝗目的，同时也给广大农牧民增加了一项收入来源。

1.牧鸡品种选择

灭蝗牧鸡应选择体型较瘦、灵活、健壮、抗逆性强，适于野外放牧的土鸡或蛋鸡、蛋肉兼用鸡种。肉用型鸡育雏时间短，生长快，体型大且笨拙，不宜用于放牧治蝗。

2.牧鸡灭蝗

（1）野外棚舍搭建

固定鸡舍：设计的要求是通风干爽，冬暖夏凉，宜坐北向南。一般棚宽4~5米，长7~9米，中间高度1.7~1.8米，两侧高0.8~0.9米。通常用油毡、稻草、薄膜三层由内向外盖顶，以防水保温。在棚顶的两侧及一头用沙土砖石把薄膜油毡压住，另一头开一个出入口，以利饲养人员及鸡群出入。棚的主要支架用铁丝分四个方向拉牢，以防暴风雨把大棚掀翻。

帐篷：一般用排用棉帐篷，三层布料，中间棉毡。规格为20平方米左右全框架式结构，帐篷内放置鸡架供鸡栖息。

由于牧鸡灭蝗牵扯到转场，最好采用棉帐篷作为牧鸡鸡舍。也可采用可移动的采光板暖棚作为牧鸡鸡舍。

（2）牧鸡饲养管理

1）饲料。主要是补饲或阴雨天饲喂牧鸡，应当选择优质土鸡系列全价颗粒料或混合饲料，晚上放牧后进行补饲。生长期采用定时补饲，把饲料放在料槽内或直接撒在地上，早晚各1次，吃净吃饱为止。

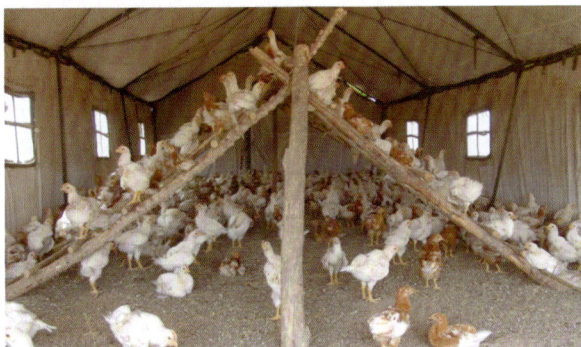

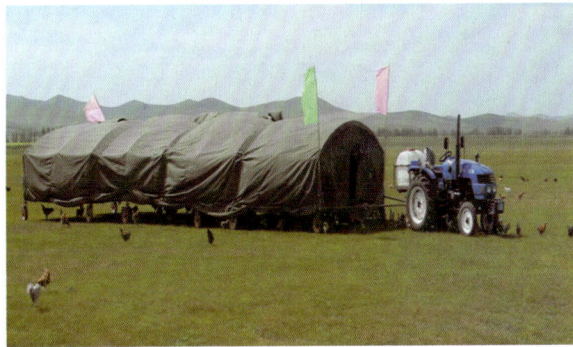

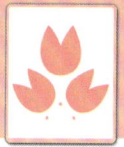

2)饮水。要准备充足,自由饮用。尤其在放牧后,由于牧鸡采食蝗虫,蛋白质含量较高,应及时足量供给饮水。

3)驱虫。一般放牧 20～30 天后,就要进行第 1 次驱虫,相隔 20～30 天再进行第 2 次驱虫。主要是驱除体内寄生虫,如蛔虫、绦虫等,可使用驱蛔灵、左旋咪唑或丙硫苯咪唑。第 1 次驱虫,每只鸡用驱蛔灵半片。第 2 次驱虫,每只鸡用驱蛔灵 1 片。可在晚上直接将药片溶解在饮水中服用。一定要仔细将药物与饮用水溶解均匀,否则容易产生药物中毒。第 2 天早晨要检查鸡粪,看是否有虫体排出,并把鸡粪清除干净,以防鸡啄食虫体。如发现鸡粪里有成虫,次日晚上可以同等药量驱虫 1 次。

4)疾病预防。在疾病防治上应抓好以下几点:牢固树立防重于治的观点,树立用疫(菌)苗防治疾病的观点。这是防治疾病最重要、最有效、最经济的措施。多数重大传染病都可通过接种疫苗进行预防,疫苗接种成功与否,与鸡只的母源抗体、接种方式和接种时间有直接的关系,按照鸡的免疫程序进行疫苗接种。

3.放牧灭蝗

鸡群放牧灭蝗的前 10 天,前往蝗区进行虫情调查,在多数蝗虫达到三龄期时开始牧鸡灭蝗。先防治早期发生的蝗虫,后防治晚期发生的蝗虫。先防海拔低、蝗蝻孵化早的地区,后防海拔高、蝗蝻孵化晚的地区,逐步向上推移。

一般早晨太阳升起时出牧,放牧时用哨音引导鸡群捕蝗,必要时撒少许信号粮(掺沙石)引路。放牧地段面积大的要采用放射状放牧路线,并根据地形确定放牧距离,放牧时蝗虫密度大的地段走慢点,争取一遍达到防治的要求。放牧 2 小时左右,当多数鸡嗉囊饱满,不再捕食蝗虫时,应及时收牧回营。回营行走速度要慢,回营后立即饮水,让鸡群在鸡棚内自由休息。下午 4 时左右再放牧 2 小时左右,回营后立即饮水,晚上将牧鸡收集在帐篷中过夜。

鸡群放牧时要精心看护,做到"人不离鸡",以免鸡群走散或遭天敌袭击。夜晚要注意防止狐狸、黄鼬的偷袭。在连阴雨天气和低温情况下,在室内饲喂,同时要做好防寒和保温措施,避免相互挤压,造成损失。发现病鸡要及时隔离,并通知兽医人员及时诊断治疗。

在某一防治区放牧灭蝗结束经检查达到防治效果后,进行灭蝗地搬迁转场。一般 3~5 天转场一次,最长不超过 7 天。

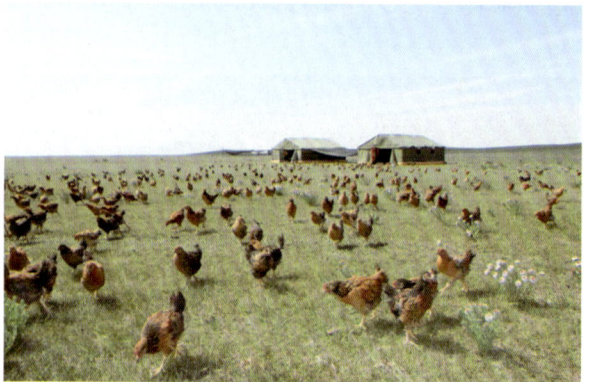

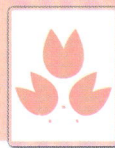

草原毛虫防治技术

草原毛虫防治所采用的药物可分为化学药剂和微生物制剂两种,施药机械主要是背负式手压喷雾器、背负式机动喷雾机。防治一般在 6 月中旬至 7 月中旬,即幼虫发育 2~3 龄时。

1. 常用药剂

常用化学药剂为高效氯氰菊酯和高效氯氟氰菊酯。生物制剂常用核型多角体病毒、苏云金杆菌、类产碱、苦参碱等。

2. 常用药剂用量

在使用背负式机动喷雾器喷药防治草原毛虫时,一般将原药稀释成 1~3 倍液使用(另有配制要求的农药除外),拟除虫菊酯类药品每亩原药用量在 20~30 毫升为宜。草原毛虫核型多角体病毒多采用每亩 50~60 克兑水 10 千克喷雾。在草原毛虫防治中,由于农药的种类、成分、浓度、理化性质等不同,每亩施药量亦不同,在农药配制时要依据农药使用说明书进行,在确保每亩原药用量标准的同时,参照使用机械性能,确定稀释浓度。

3. 防治区规划

主要是根据使用机械台数、载药量、作业幅度、风向而定。当作业台数确定以后,根据总载药量和作业幅度,即可确定每一轮次的总面积,根据每一轮次的总面积即可规划整个作业区,并在地形图上标出作业队的行走路线、反转点、连接点,使防治工作有序进行。

4. 防治作业

无风时,可多人多台机械同行,选好间距,同向作业;有风时,尽量避免顶风作业或顺风行走作业,应沿与风向垂直方向行走作业,多人多台机械排成"斜一字形"队列,"下风头"在前,"上风头"在后,并且"下风头"作业人员先行。作业中,作业人员必须严格按照《防治作业区规划图》进行作业,即时标注防治范围,以免漏防和重复防

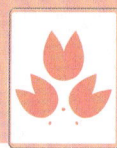

治。防治人员要做好自身防护工作，每天工作时间不得超过 8 小时，对身体感觉不适或有明显中毒现象的人员要立即停止工作并迅速送医院救治。

5.防治检查

防治检查须分区分时段进行，即在防治过的不同区域中，分时段进行防治效果检查，如 24 小时、48 小时、72 小时进行防治效果检查。一般化学农药，当防治效果达到 90% 以上时为防效

草原毛虫机械防治队列示意图

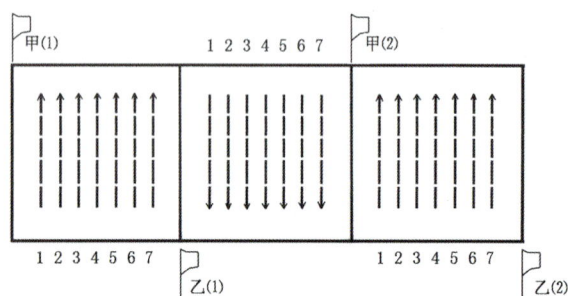

注：喷药作业人员平均距离5～7米。

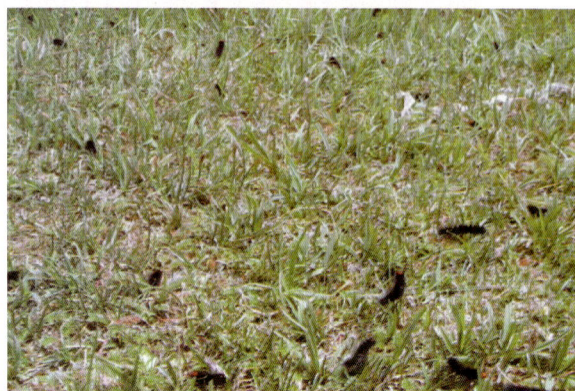

较好，低于 90% 时应检查是否存在风速过大、行走速度过快、喷量较小等原因，造成施药浓度过低而导致防效不佳。

6.注意事项

1)喷雾人员应配备手套、口罩、操作服、鞋、袜、眼镜等必要的防护用品，并坚持每日更换或清洗一次。施药人员应尽量避免皮肤与原药或稀释液直接接触。

2）在施药时操作者站在上风处顺风施药，在操作时严禁进食、喝水或抽烟，更不能相互喷雾打闹，以防人员中毒。

3)不能在大风、雨天或烈日下施药，应选择在早上太阳出来前、下午太阳下山后或阴天施药。

4)若发生皮肤污染(出现刺痛、发热、麻木感)应立即脱去污染衣物，清洗被污染部位，如有头痛头昏、恶心、呕吐等症状时应立即到医院治疗。

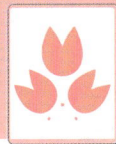

白刺夜蛾防治技术

1.白刺夜蛾幼虫形态特征及危害

白刺夜蛾,别名僧夜蛾、白刺毛虫,属鳞翅目夜蛾科,是我国西北部荒漠草原暴发性害虫,幼虫专食白刺叶片。严重时可食尽白刺叶片,致使白刺丧失生长能力,最后枯萎死亡。该虫一年发生三代,为害期长。第一代幼虫最早5月中旬出现,5月下旬至6月上旬为第一代幼虫3龄盛期,第二代幼虫盛期在7月中下旬,8月上旬第三代幼虫孵出,10月上旬地面还有幼虫活动,有世代重叠现象。

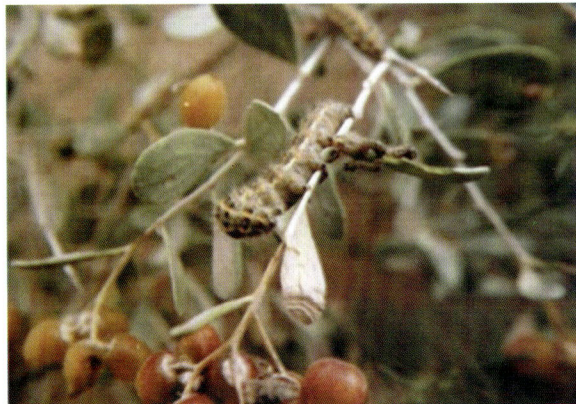

2.防治方法

采用化学药物喷雾法防治。

(1)使用药物

4.5%高效顺反氯氰菊酯乳油。

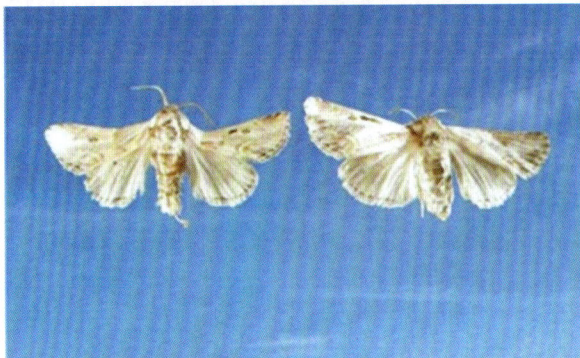

白刺夜蛾成虫

白刺夜蛾幼虫

(2)施药方法

1)常量喷雾。利用手压式或机动式喷雾器喷施。喷雾药液雾点直径约为250微米。在采用机动喷雾器喷药而不能到达较大沙丘上的白刺时,可用手压式喷雾器补喷。

2)少量及极少量喷雾。利用背负式机动喷雾器喷雾,雾点直径为150微米左右。少量喷雾每亩用稀释液7.5千克,极少量喷雾每亩用稀释液0.5千克。

3)微量喷雾(超低容量喷雾)。通过高效能雾化装置,使药液雾化成直径50～100微米的雾点。地面喷雾每亩用稀释液0.25千克左右。此法的优点是用水少或不用水,节省药、工效高、防治效果好;缺点是受风力影响大,风速超过每秒3米时不能作业,植物下部着药少。

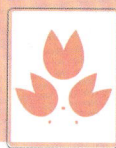

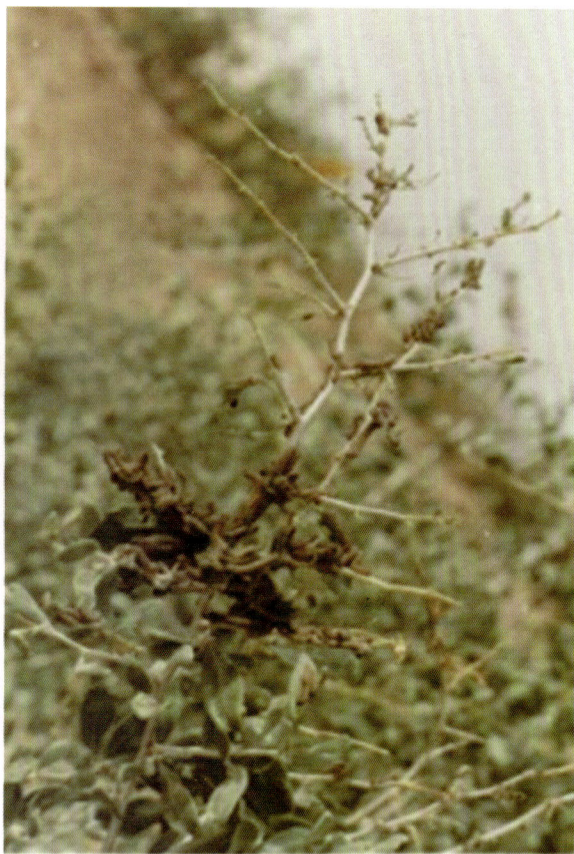

白刺夜蛾为害

（3）药液配制

1）药物用量。氯氰菊酯乳油一般每亩用原药 20 毫升。植被盖度在 50% 左右时，每亩用原药 15 毫升，植被盖度在 30%～40% 时，每亩用原药 10 毫升。

2）药液稀释（每亩用量）。

①取氯氰菊酯 20 毫升，加水 25 千克配成 0.08% 的稀释液后可用于常量喷雾。

②取氯氰菊酯 20 毫升，加水 7.5 千克配成 0.27% 的稀释液后进行少量喷雾。若加水 0.5 千克配成 4% 的稀释液，可进行极少量喷雾。

③取氯氰菊酯 20 毫升，加水 0.25 千克，配成 8% 的稀释液，可用于超低量喷雾。

3.施药时间

在幼虫 3 龄盛期防治。最佳防治时期为 5 月下旬至 6 月上旬。

4.注意事项

1）喷雾人员应配备手套、口罩、操作服、鞋、袜、眼镜等必要的防护用品，并坚持每日更换或清洗一次。施药人员应尽量避免皮肤与原药或稀释液直接接触。

2）在施药时操作者站在上风处顺风施药。在操作时严禁进食、喝水或抽烟，更不能相互喷雾打闹，以防人员中毒。

3）不能在大风、雨天或烈日下施药，应选择在早上太阳出来前、下午太阳下山后或阴天施药。

4）若发生皮肤污染（出现刺痛、发热、麻木感）应立即脱去污染衣物，清洗被污染部位，如有头痛头昏、恶心、呕吐等症状时应立即到医院治疗。

5）本品为易燃液体，贮运时应避免火源。用后的包装箱、瓶要集中统一处理，不得另作他用。

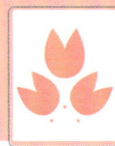
苜蓿常见病害防治技术

1.苜蓿霜霉病

1)主要症状。叶片背向卷曲并出现不规则、边缘不清的浅黄色病斑,严重时病叶坏死腐烂;病株节间缩短、褪绿,明显短于健康植株;病株整个矮小萎缩,不能开花结实,严重时坏死腐烂。发病通常在春夏之交和初秋。

2)防治。①合理灌溉,注意排涝。防止湿度过高。②药物防治。原药用量30毫升/亩,可用50%灭菌丹500~600倍液喷雾,或用40%疫毒灵250倍液,7~10天喷施一次,连续2~3次。

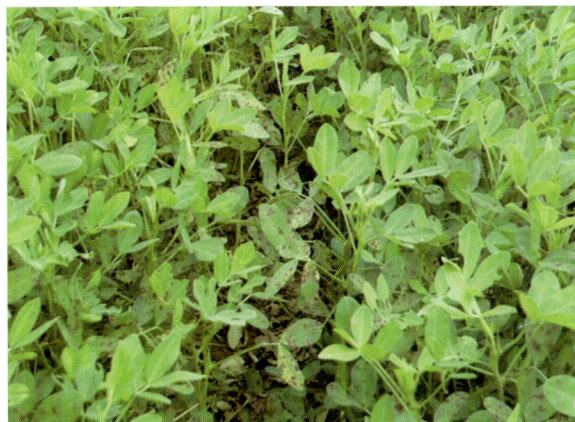

苜蓿褐斑病

2.苜蓿褐斑病

1)主要症状。发病初期小叶上出现点状浅色褪绿斑,后逐渐扩大,多呈圆形,后期病斑上有褐色的盘状物隆起。严重时,病斑密布整个叶片,株体衰弱矮小,叶变黄并提前脱落。

2)防治。①若田间病流行快时应及早刈割,减少病原。②药物防治。原药用量30毫升/亩,可用力克600倍~800倍液喷雾,或用75%百菌清500倍~600倍液喷雾,或用70%甲基托布津1000倍液喷雾。

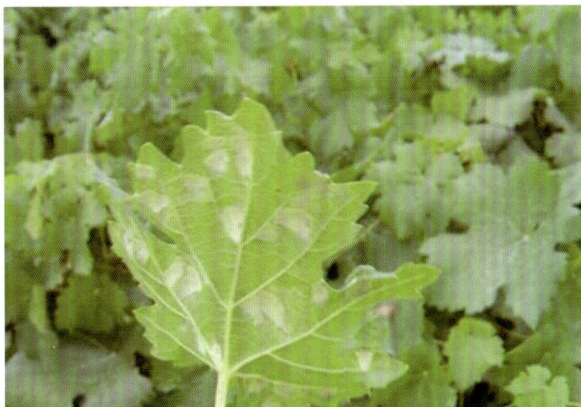

苜蓿霜霉病

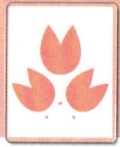

3.苜蓿白粉病

1)主要症状。植株发病初期出现白色霉层，后期霉层内出现黄色、深褐色的小点。白粉病可导致苜蓿生长不良，种子产量与品质下降。病株具有毒性，可影响家畜采食、消化吸收以及身体健康。

2)防治。①注意株体间通风透气，避免形成高温高湿环境。发现病害后提前刈割，减少病原。②药物防治。原药用量 30 毫升 / 亩，可用力克 600～800 倍液喷雾，或用 70%甲基托布津 1000 倍液喷雾。

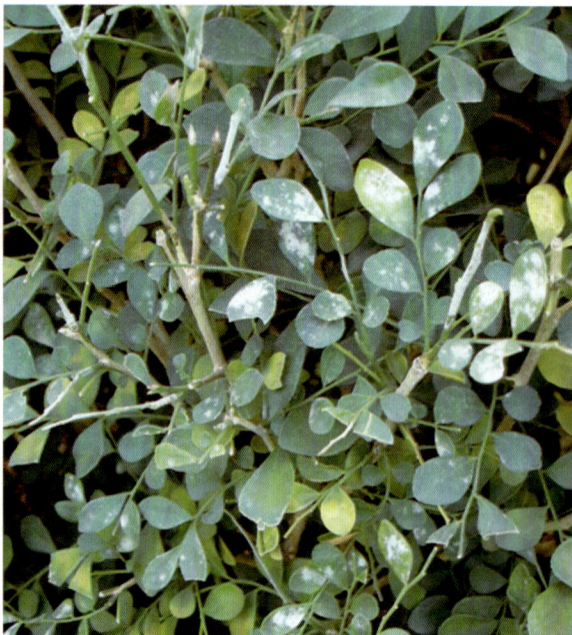

苜蓿白粉病

4.苜蓿锈病

1)主要症状。受害叶片初期出现绿斑，稍隆起，病斑近圆形或椭圆形，后表皮破裂，散出粉末状物质。此病在潮湿温暖的地方容易发生。

2)防治。①合理施肥，增施磷钾肥。注意排涝。发病严重的草地应尽快刈割，不可作为种用。②药物防治。原药用量 30 毫升 / 亩，可用波尔多液 400～600 倍液，或用 65%代森锰锌 400～600 倍液喷雾防治。

5.苜蓿根腐病

1)主要症状。发病植株的主根在不同深度发生腐烂，根部的病处最初为浅黄色，后来变深并有浅黄色边缘；当腐烂进展到根冠部时，植株停止生长，叶片变黄，最后整个植株变黄。

2)防治。①排水解涝。②药物防治。原药用量 30 毫升 / 亩，可用 10%双效灵水剂 200 倍～300 倍液，或用 50%多菌灵可湿性粉剂 400 倍液喷洒，连喷 2～3 次。

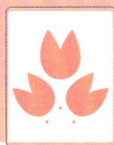

全株玉米青贮技术

全株玉米青贮也叫带穗玉米青贮，即将玉米果穗一块青贮。全株玉米青贮不但营养价值高，是奶牛的好饲料，而且省去了收获玉米果穗的繁杂劳动，是值得大力推广的一项技术。

1.适时收割

全株玉米青贮的最佳收割期是乳熟后期至蜡熟前期。

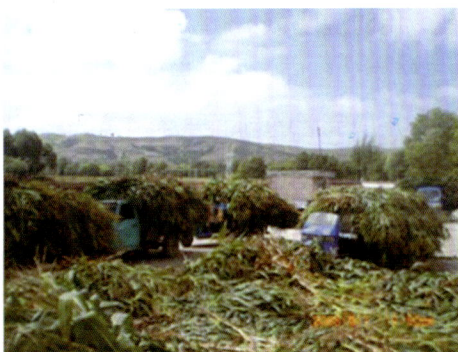

图1　原料车运输青贮原料

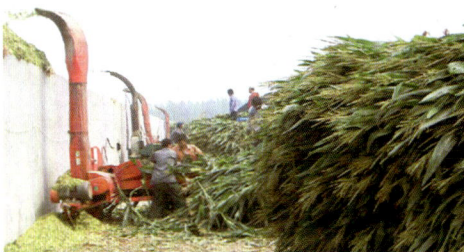

图2　铡草机铡切玉米原料

2.把握原料的含水量

含水量以65%～75%为宜，尤以70%为最佳。判断青贮饲草含水量的办法是：抓一把切碎的青草，在手里攥紧1分钟后松开，捏成的球保持原状，手上有许多汁水，含水量大于75%；保持原状，有很少汁水，含水量70%～75%；慢慢散开，手上无汁水，含水量60%～70%；很快散开，手上无汁水，含水量小于60%。

3.铡短、装窖

从铡短切碎到装窖应尽量加快速度，做到随运、随铡、随装窖，尤其是铡好的碎料，堆放半天就大量产热，既损失了养分，又影响了质量，所以最好当天装完。

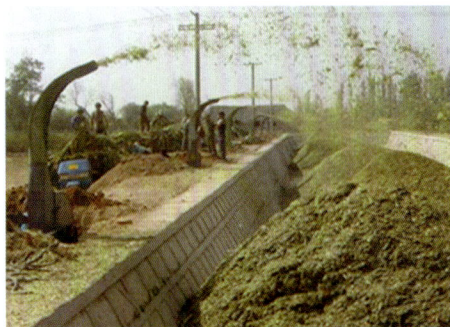

图3　铡切原料现场

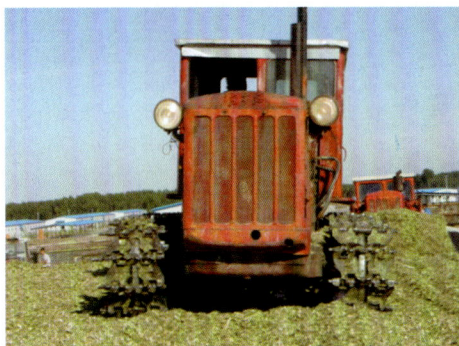

图4　原料入窖镇压

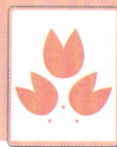

4.压实、封严

在原料装入窖内之后必须压实,以便迅速排出原料空隙间存留的空气,形成有利于乳酸菌繁殖的条件。要想压实,一是切碎,二是重压,随装随压,每装30厘米左右踩实一次,尤其是角落与靠壁的地方要特别注意压实。青贮窖一定要装满并高出地面50~80厘米,装好后,盖上切短的青草或干草,厚度约20厘米,草上再盖一层塑料膜,然后盖土压实或用废旧轮胎压实。若土质干燥,可洒些清水湿润,盖土厚度约60厘米,堆平或堆成馒头状,拍平表面,并在窖的周围挖好排水沟。最初几天应经常检查,发现原料下沉、表面出现裂缝的要及时修整、填平、封严。塑料袋青贮时,装好密封,做到不透气。

5.管理

青贮窖(壕)密封后,为防止雨水渗入窖内,距窖四周约1米处应挖沟排水。塑料袋贮存,分层堆在棚舍内或畜舍棚架上,定期检查,防止鼠害。

6.防止青贮饲料二次发酵

青贮好的饲料,在取用时由于长时间暴露在空气中,导致青贮饲料二次发酵,造成很大浪费。因此,在取用时应注意:一是从侧面取用,以减小暴露在空气中的创面;二是只取当天用的量,不要堆积;三是取完后的创面要尽量盖严。以防止青贮饲料产生二次发酵。

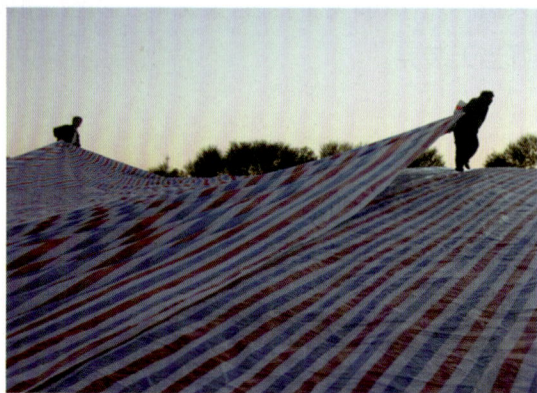

图5 纤维布覆盖

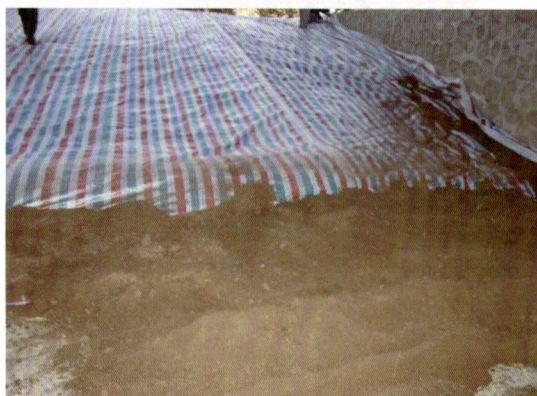

图6 压土密封

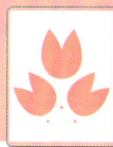

玉米秸秆青贮技术

玉米秸秆青贮是利用青贮方法将收获籽实后尚保持青绿或部分保持青绿的玉米秸秆长期保存下来。不但可以很好地保存养分，而且秸秆质地变软，具有香味，能增进牛、羊食欲，解决冬春季节饲草的不足。

1.原料准备

收获玉米籽实后的玉米秸秆，应在玉米秸秆上保留 1/2 的绿色叶片时青贮最佳，若 3/4 的叶片干枯，青贮时则需加水。

（1）清选

带有泥土沙石的玉米根和腐烂变质的玉米秸秆应剔除。

（2）切碎

玉米秸秆应先用机械切碎。玉米秸秆质地较硬，为了便于踏实，切碎长度不宜超过 2～5 厘米（根据养殖牛羊实际确定）。

（3）调整含水量

玉米秸秆的含水量要求在 60%～70%。

判断含水量的方法：抓一把切碎的秸秆，在手里攥紧 1 分钟后松开。观察原料状况：捏成的球保持原状，手上有许多汁水，含水量大于 75%；保持原状，有很少汁水，含水量 70%～75%；慢慢散开，手上无汁水，含水量 60%～70%；很快散开，手上无汁水，含水量小于 60%。

1)玉米秸秆含水量不足时，可在切碎的玉米秸秆中喷洒适量的水，或与多水分的青贮原料混贮，如牧草、甜菜叶、甜菜渣、苹果渣等。

2)含水量过大时，可适当晾晒或加入粉碎的干料，如麸皮、麦草、草粉等。

（4）添加剂的使用

为了提高青贮玉米秸秆的营养价值或改善适口性，可在原料中掺入一定比例的添加剂，如加尿素或食盐。尿素的添加量为玉米秸秆总重量的 0.3%，食盐的添加量为玉米秸秆总重量的 0.1%～0.15%。

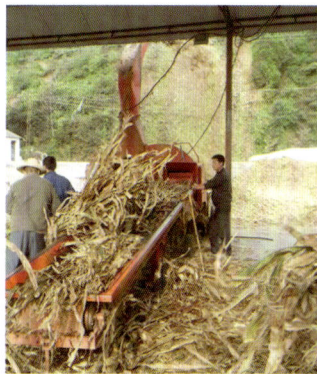

原料铡切入池

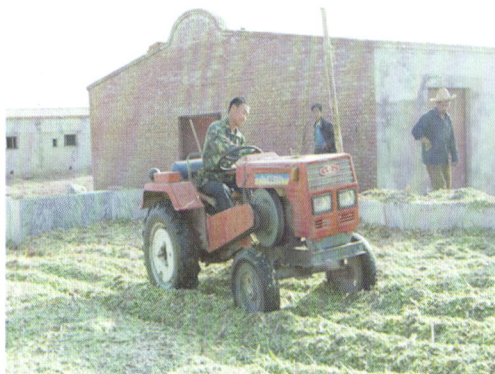

机械镇压

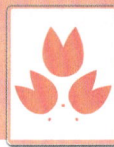

2.设施

（1）场地

青贮建筑物地点应选在地势较高而干燥、排水良好、土质坚硬、避风向阳、没有粪场、距畜舍较近的地方。

（2）青贮窖

青贮窖底部应高于地下水位 1 米，分为地下式或半地下式。可根据经济条件和土质状况选择砖水泥、石块水泥结构、混凝土或土质结构。

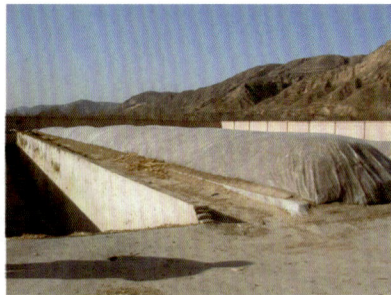

3.装填

1）青贮用的玉米秸秆最好边收边运，边运边铡，边铡边装窖，切不可在窖外晾晒或堆放过久。圆形窖或小型容积窖应在 1 天内装完、封闭。

2）装窖前应在窖底铺垫 15~20 厘米厚的干麦草。在土窖或未上水泥面的砖窖内，窖底及窖壁铺一层塑料薄膜。

3）将铡碎的玉米秸秆逐层装入窖内，每层 20 厘米厚时可用人踩、履带式拖拉机压等方法将玉米秸秆压实，应特别注意将窖壁四周压实。

4）玉米秸秆装至高出窖口 30～40 厘米，使其呈中间高周边低。圆形窖为馒头状，长方形窖呈弧形屋脊状。

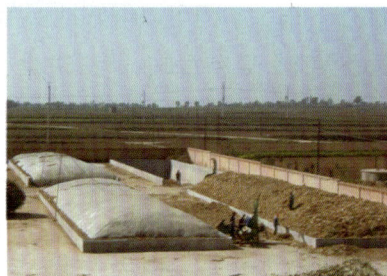

4.密封

1）青贮容器装满后，在上面铺一层 20～30 厘米厚的干麦草，也可用塑料将玉米秸秆完全盖严。

2）在麦秸或塑料薄膜上填压一层厚 40～60 厘米的湿土，打实拍光。

塑料膜覆盖

覆土密封

3）贮后 1 周内应经常检查窖顶，如发现下沉或有裂缝，应及时修填拍实。

4）在青贮窖的四周距窖口 50 厘米处挖一个宽深各 20 厘米×20 厘米的排水沟。

5.启用方法

封口 45 天后，便可启封喂畜。每次应取足畜群 1 天用量后密封。一旦启封，应连续使用直到用完。切忌取取停停，以防产生二次发酵，发生霉变。

6.品质鉴定

1）上等青贮玉米秸秆。颜色呈绿色或黄绿色，具浓郁酒香味，质地柔软，疏松稍湿润，pH4～4.5。

2）中等青贮玉米秸秆。颜色呈黄褐色或暗褐色，稍有酒味，柔软稍干。

3）劣质青贮玉米秸秆。颜色呈黑褐色，松散或结成黏块，有臭味。

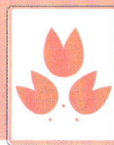

小麦秸秆氨化技术

1.原料准备

（1）秸秆

选择新鲜的小麦秸秆，铡成 3～5 厘米的短节。

（2）氨源

无水氨、氨水、尿素和碳铵。

2.季节和天气

适宜温度是 0℃～35℃，以 10℃～35℃为佳。适宜季节为 4～10 月，以 8～9 月最好。选择晴朗、高温、无大风的天气进行。

3.场地选择

选择向阳背风，交通方便，排水良好，地势高燥，人畜不易受危害的地方。

4.氨化必用工具

注氨管、水桶、喷壶、水、秤、权子、筐等。

5.操作方法

（1）堆贮法

适用于液氨和氨水处理。堆垛的大小根据需要量而定，一般每立方米 80 千克左右。

1）塑料薄膜的大小可用下式计算。

铺底：长＝垛长＋（1～1.5）米，宽＝垛宽＋（1～1.5）米。

上盖：长＝垛长＋高×2＋（1～1.5）米，宽＝垛宽＋高×2＋（1～1.5）米。

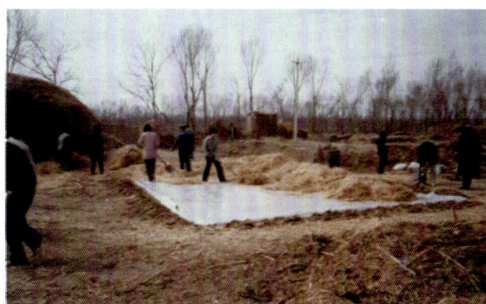

塑料薄膜铺底准备氨化麦草

2）调整原料含水量。氨化处理的原料含水量要求在 40% 左右，如果含水量不足，可均匀洒水，使含水量达到要求。

3）放入液氨管。当小麦秸秆垛码到 0.5 米高处，平放输氨管 2 根，后端露出草垛 0.5 米，接上氨瓶。

4）封垛。堆完草垛后，上面覆盖塑料薄膜，除上风头外，其余三面用塑料薄膜封严。

5）充氨。按秸秆 3% 的比例向垛内缓慢分层喷洒尿素溶液。输氨结束，抽出输氨管，立即封严，四周埋土封严，并挖深、宽各 15 厘米的浅沟。

6）草垛管理。经常检查，发现有破孔应及时贴补，防止氨气泄漏。

（2）窖贮法

适用于尿素溶液处理，也可用于氨水处理。

1）物质准备。

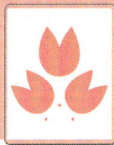

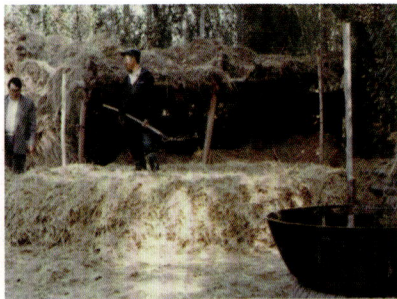

分层喷洒尿素溶液

①秸秆：铡切成 3～5 厘米的短节。

②氨源：含氮量 15％ 的氨水，每百千克小麦秸秆加入 10～12 千克；含氮量为 46％ 的尿素，每百千克小麦秸秆添加 3～5 千克。取水 30～40 千克，配制成尿素溶液。

2）建窖。土窖、水泥窖均可，但要不漏气，不渗水。土窖必须用塑料薄膜衬贴，窖底要建成锅底式。水泥窖一般建成二联池，可轮换使用。

3）装窖注氨。将小麦秸秆装一层，再均匀地喷洒一层尿素溶液，装满为止。氨水注氨可装满后用注氨管一次注氨，也可在上风头喷洒，然后盖上塑料薄膜，四周压实封严。

（3）缸贮法和袋贮法

1）缸贮法适用于氨水和尿素处理，其操作方法与窖贮法相同。

2）袋贮法适用于液氨处理，其操作方法与堆垛法相同，但充氨后要扎紧口袋。

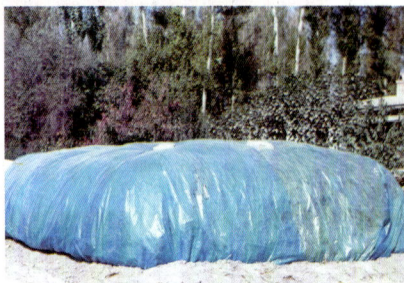

有色塑料薄膜裹包堆垛氨化

6.反应时间与温度

不同环境温度下氨化处理时间不同。氨化处理成熟后，即可开垛晒干，待剩余氨味挥发后饲用。

7.品质鉴定

处理良好的氨化小麦秸秆，色泽褐黄，气味糊香，质地柔软，可饲喂家畜。霉变的小麦秸秆色泽灰黑、灰白，气味发臭刺鼻，禁止饲用。

氨化好的麦草

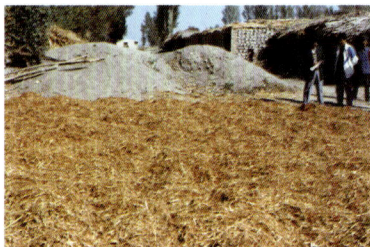

晾晒放氨

8.饲喂

1）饲喂对象。主要是牛、羊等反刍家畜。

2）饲养技术。开始饲喂时应晾晒 1 天，再由少到多饲喂，一周后可达到全量。可以全喂氨化麦草，也可按 40％～60％ 的比例混合常规饲草饲喂。日粮搭配要合理，基础料中少加蛋白质饲料。最好能连续饲喂，如果停喂，则要由多到少逐渐停止。

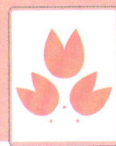

玉米秸秆微贮技术

1.菌种的复活

秸秆发酵活干菌每袋 3 克,可处理麦秸、玉米秸、稻秸 1 吨或青饲料 2 吨,在处理秸秆前先将袋剪开,将菌剂倒入 200 毫升水中,充分溶解(如加红糖 2 克,可以提高复活率)。然后在常温下放置 1~2 小时使菌种复活,复活后的菌剂一定要当天用完。

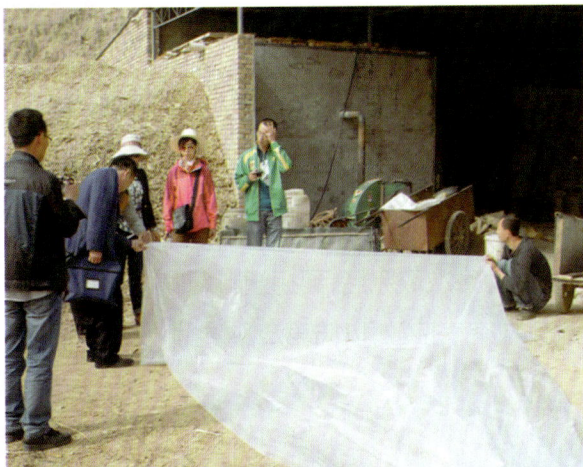

塑料袋制作

2.菌液的配制

将复活后的菌剂倒入充分溶解的 0.8%~1%食盐水中拌匀。菌液量配制比例如下表:

表 1　菌液量配制比例表

秸秆种类	秸秆含水量(%)	秸秆重量(千克)	活干菌用量(克)	水(升)	贮料含水率(%)
小麦秸秆	13~15	1000	3.0	1200~1900	60~70
青玉米秸	60~70	1000	1.5	适量	60~70
黄玉米秸	40~50	1000	1.5	500~700	60~70

3.秸秆的切短

用于微贮的秸秆一定要切短,因饲喂对象不同,长度不同。这样易于压实和提高微贮窖的利用率,保证微贮饲料的制作质量。

4.秸秆入窖

在窖底铺放 20~30 厘米厚的秸秆,均匀喷洒菌液水,压实后,再铺放 20~30 厘米厚的秸秆再喷洒菌液压实,直到高于窖口 40 厘米再封口。配好的菌液不能过夜,当天一定要用完,一般每立方米可贮秸秆 250~300 千克。

5.添加剂

在条件许可的情况下,每 1000 千克秸秆加

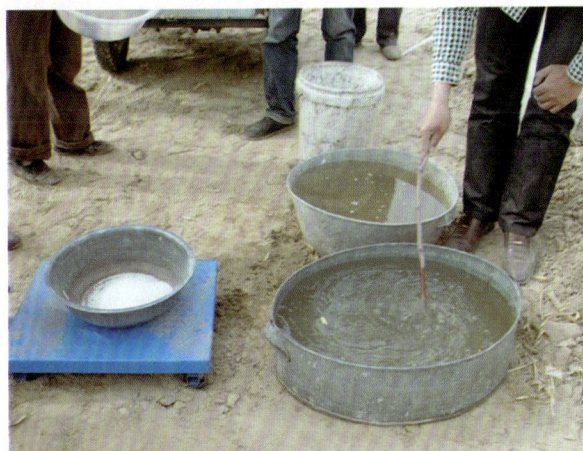

菌液配制

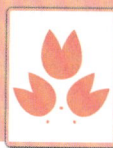

1～3千克玉米粉或麸皮，铺一层秸秆撒一层。

6.贮料水分控制和检查

微贮饲料的水分是否合适，是决定微贮饲料好坏的重要条件之一。因此，在喷洒和压实过程中要随时检查秸秆含水量是否合适。抓秸秆试样，用双手扭拧，若有水往下滴，其含水量约为80%以上，若无水往下滴，松开手后看到手上水分明显的为60%，感到手上潮湿的40%～50%。微贮含水量要求在60%～70%最为理想。

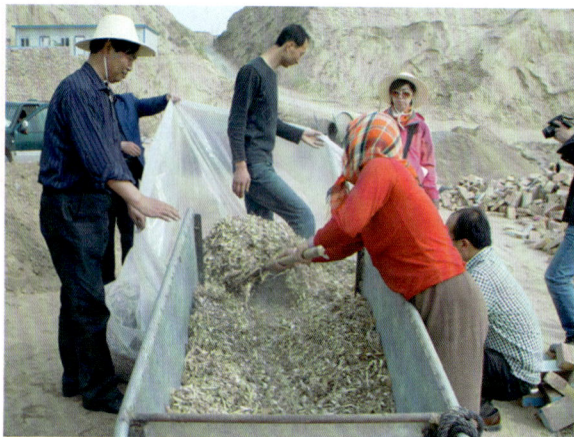

装填压实

7.封窖

将秸秆分层压实直到高出窖口30～40厘米，充分压实后，在最上层均匀洒上食盐，食盐的

用量为每立方米250克，其目的是确保微贮饲料上部不发生霉烂变质。盖上塑料薄膜后在上面铺20～30厘米厚的麦秸，覆土30～50厘米后密封。

8.秸秆微贮饲料质量的鉴定

封窖后30天即可完成发酵过程。可根据微贮饲料的外部特征，用看、嗅和手触摸的方法鉴定贮料的好坏。

优质微贮饲料，青玉米秸秆色泽呈橄榄绿，麦秸呈金黄褐色，带醇香和果香气味，触摸手感很松散，质地柔软湿润。劣质微贮饲料，颜色深黑，具有强酸味、腐臭味、发霉味，发黏。

9.开窖

开窖时应从窖的一端开启，从上至下垂直逐段取用。每次取完后，要用塑料薄膜将窖口密封，避免与空气接触，以防第二次发酵，发生变质。

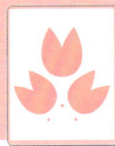

玉米秸秆裹包青贮技术

1.裹包青贮的优点

裹包青贮与常规青贮一样，有干物质损失较小、可长期保存、质地柔软、具有酸甜清香味、适口性好、消化率高、营养成分损失少等特点，并且具有制作不受时间、地点的限制，不受存放地点和天气的限制等优点。与其他青贮方式相比，裹包青贮的封闭性比较好，不存在二次发酵的现象。此外，裹包青贮的运输和使用都比较方便，有利于它的商品化。裹包青贮技术可广泛应用在其他原料的青贮中。尤其在不易调制干草的地区和时间更具优越性。

2.裹包青贮的缺点

裹包青贮虽然有很多优点，但也存在一些不足。一是这种包装很容易被损坏，一旦拉伸膜被

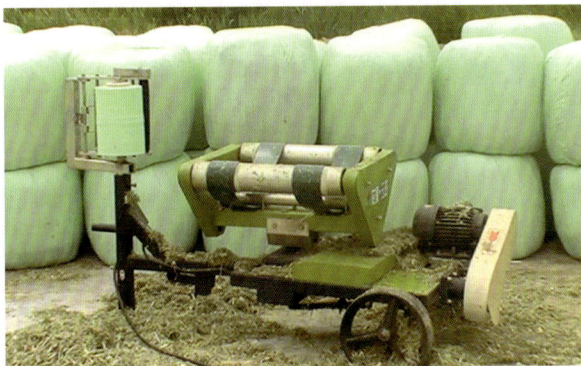

裹包玉米秸秆

损坏，极易导致青贮料变质、发霉。二是由于各个草捆水分含量不同，发酵品质不同，从而给饲料营养设计、精确饲喂带来困难。

3.裹包青贮技术要点

（1）揉丝

1）适期收割。玉米秸秆的收割要"三看"：一看果实的成熟程度，即"乳熟早，蜡熟迟，蜡熟正月时"；二看青叶和秋黄叶的比例，"黄叶差，青叶好，各占一半就是老"；三看生长天数，中熟品种110天左右，过早影响产量，过迟影响青贮质量。

2）原料选择。玉米秸秆要求无污染、无泥土、无霉变，优质新鲜。

3）揉丝是用揉丝铡草机对玉米秸秆的精细加工，使之成为柔软的丝状物，从而提高了青贮料的适口性，牲畜的采食率和消化率也大大提高。

（2）打捆

1）打捆机打捆必须要打紧，一般应将其含水量控制在50%～60%。小草捆直径50～70厘米，重量基本在45～55千克为合适密度。

2）打好的草捆尽量及时裹包，从而避免草

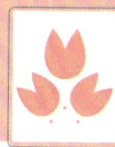

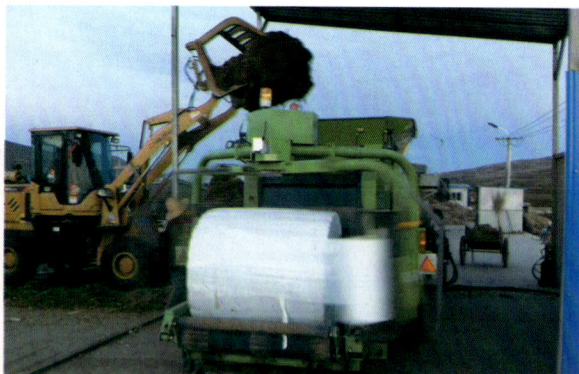

大型机械裹膜

捆内发热，造成营养物质损失，影响青贮质量。裹包时必须层层重叠 50% 以上，若不能重叠 50% 时须调整机器。

（3）裹膜

1）拉伸膜一定要在拉伸后缠绕，以挤出草捆中多余的空气。若发现裹包好的膜不能紧绷在草捆上，就说明膜的拉伸不够，须调整包膜架上的链轮。

2）为了保证密度和密封性，可以裹包两层，且要保证无破包漏气，发现有破包时及时粘贴封好即可。

3）拉伸膜在存放和搬运时要保证膜的边缘不受损，以免上机使用时断裂。

4）每天工作结束时一定要将膜卸离机器，避免膜芯受潮。

4.品质鉴定

青贮料打捆裹膜 90 天后即可开封饲喂。对青贮料可用感官方法识别其优劣，即看一看，闻一闻，摸一摸。优质青贮料具有酸香味，呈绿色或黄绿色，质地紧密，层次分明；中等的青贮料呈黄褐色，还可以饲喂；但若发现青贮料呈黑色且有霉变臭味结块现象，则不能再进行饲喂。

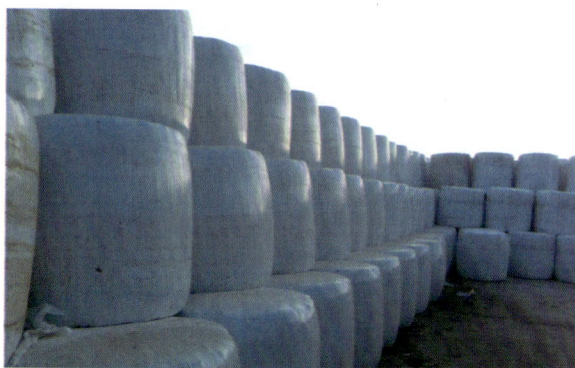

成品码垛

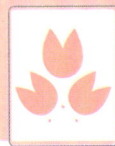

塑料袋青贮技术

1.塑料袋青贮的制作过程

（1）青贮袋的规格与制作

用工业生产的无毒薄膜，双幅袋形塑料，厚度 8~12 毫米；常规纤维编织袋。

1）规格。塑料袋的大小也可随自己需要而定，但是塑料袋过大不易装填，过短成本高，一般塑料袋规格为长 150 厘米、宽 100 厘米。

2）制作方法。将裁好的塑料袋底端用封口机或家用电熨斗封成口袋，双道封口。

3）容量。规格为 150 厘米×100 厘米的塑料口袋，每袋装禾本科牧草 90~95 千克，装豆科牧草 100 千克。

（2）青贮原料

常见的青贮原料有：玉米、高粱、向日葵、甜菜叶、山药蔓、杂草类、禾本科牧草、块茎类、豆科的苜蓿、沙打旺等。原料的含水量是决定青贮成功与否的重要条件，直接影响青贮料的品质。青贮原料的粗细、软硬、切碎程度不同，其适宜含水量亦不相同。一般认为，最适宜乳酸菌繁殖的含水量为 65%~75%。豆科牧草的含水量以 60%~70% 为最好，质地粗硬的原料的含水量以 78%~82% 为宜，而幼嫩、多汁、柔软的原料的含水量应低些，以 60% 左右为宜。

（3）切短与装袋

为了将青贮原料堆制均匀，紧密压实，并排出空气，装袋前将青贮料用青贮机械切碎。切碎长度：喂牛切短 4~5 厘米，喂羊切短 2~3 厘

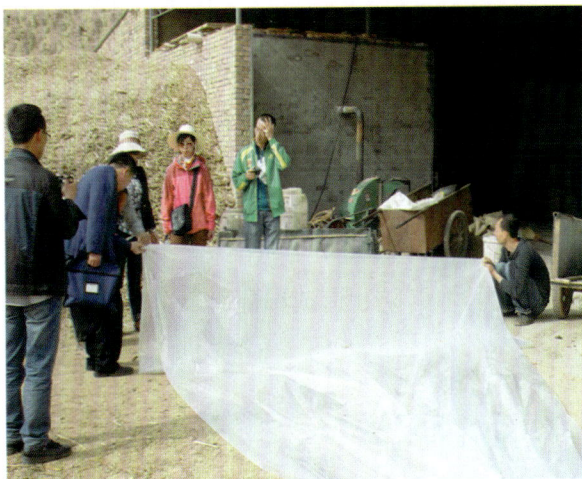

青贮袋制作

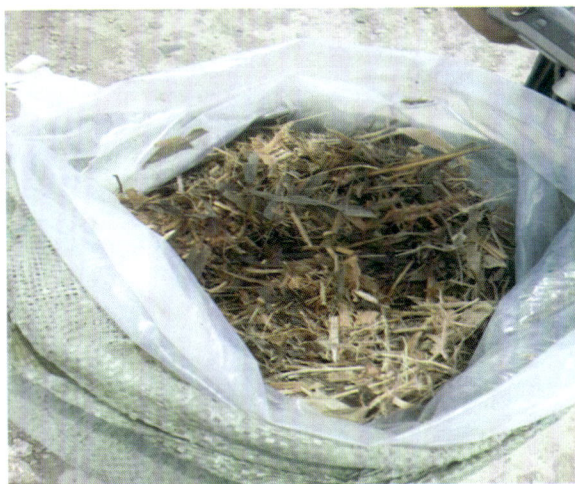

原料装袋

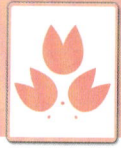

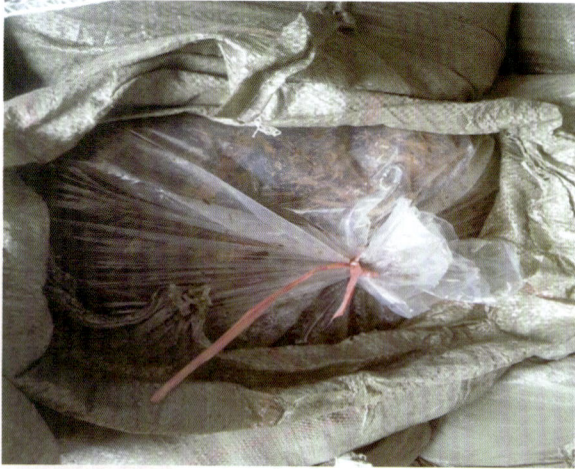

压实密封

米，在青贮料装袋之前，用与塑料口袋等大的纤维编织袋套装在青贮塑料袋外面，以免将青贮塑料袋撑破或划破。切短的青贮料装入塑料口袋里，装一层踩一层或用手压实，注意不要踩破或划破塑料口袋以防漏水透气。装满压实后，将袋内的空气用手挤压排出袋外，用绳扎紧袋口。豆科牧草（苜蓿、沙打旺、山竹子）最好与禾本科牧草混贮，如果豆科牧草单独青贮则要粉得更碎、压得更实，并将青贮袋存放在阴暗处，低温保存，以防太阳光照射。

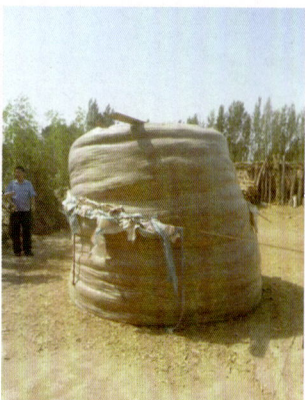

大型塑料袋青贮

装袋时要连续进行，力争在短时间内完成，切不可贮贮停停，使青贮工作拖长时间或间断。整个青贮过程要做到六随：即青贮原料随收割随运输，随切碎随装袋，随踏实压紧随密封。

（4）保存

将装满的塑料口袋排列好存放于适当地方，以防猪咬、羊啃、老鼠吃，在气温下降到 0℃时用玉米皮、树叶、杂草等盖好保温，以防冻裂。

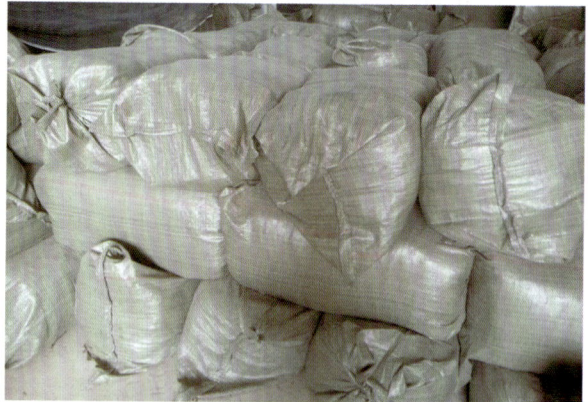

成品码垛保存

2.塑料袋青贮的利用

利用方法与常规青贮相同，需要注意两点：

1）开袋最好用完，用不完的要及时扎紧袋口，防止二次发酵。

2）如果冬季保温不好，会产生冻块，所以要解冻后再饲喂，防止造成母畜流产。

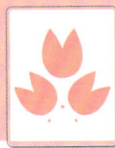

马铃薯粉渣青贮方法

马铃薯粉渣是在马铃薯加工淀粉的生产过程中产生的粗纤维和蛋白粉,是很好的动物饲料或动物饲料的配料。它含水量高,有机质丰富,但不易保存。马铃薯粉渣青贮不但可以改善粗纤维结构,提高适口性和动物采食率,还可以解决马铃薯粉渣处理不及时、乱堆放污染环境的问题,同时也解决了马铃薯粉渣常年存放的安全防腐问题。

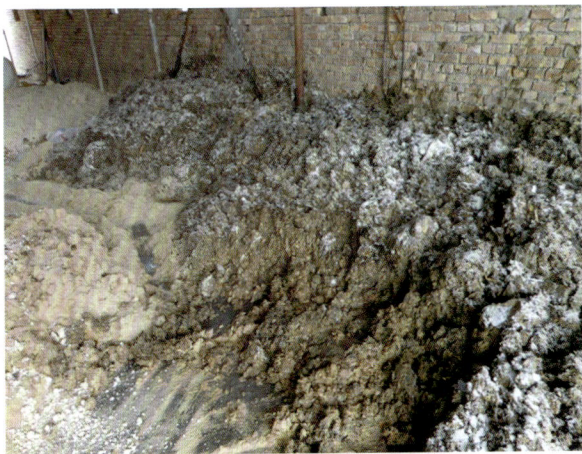

马铃薯粉渣

1.场地选择

在养殖场的辅助生产区选择地势高燥、便于运糟车进入的地方,根据场地条件和地下水位的高低,修建地下池或地上池。平坝贮藏选择在靠近牛舍的饲料贮料处,排水好、地势高且平坦的地方。

2.窖池修建

根据所养牛羊数量、饲喂期长短、贮藏过程中的损失以及饲喂量来确定所需贮藏的粉渣数量及窖池大小。窖池建筑要求四壁平整光滑,能够密封,防止渗水和漏气,且有利于粉渣的装填压实。窖底部设计坡度一般在 2° 左右,窖池中部相对低于两边,可设排水沟和出水孔。粉渣窖池的取料开口处需根据每天用量而定,开口不要太大。

该技术也可采用平坝贮藏,贮藏时在地上铺两层厚实的聚乙烯塑料膜。

用前先将窖池消毒并打扫干净,保证四壁无裂缝后备用。

3.水分调节

青贮原料的含水量要求在 60% 左右。若含水量过高,可在粉渣中加入干草粉、麸皮等进行

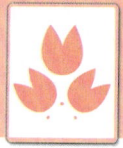

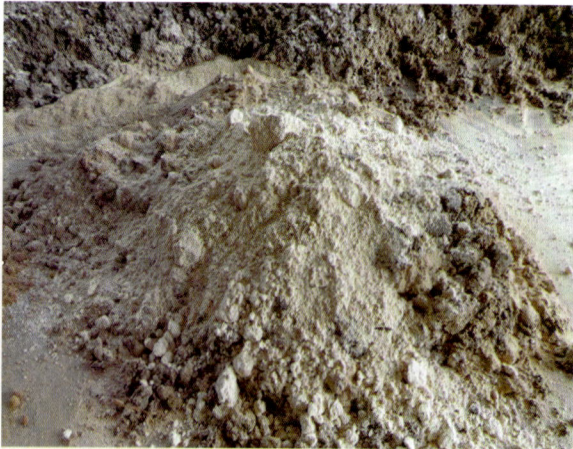

水分调节

调节。

4.压实密封

将糟渣逐层铺平，用人力或机械将糟渣压实压紧，特别注意要把窖的四周和边角压实压紧，直至将窖池装满或者将车里的糟渣装完为止。接着用泥土将塑料膜四周压紧密封，保持密闭厌氧环境。

5.定期检查

定期检查塑料膜有无破损，防止空气渗入，破坏厌氧环境。

6.取用

根据当地气温，糟渣密封贮藏 30～45 天后即可取用，取用时根据日用量决定塑料膜开口大小。注意在取用时不要用铁铲，避免将地上的塑料膜戳破。尽量缩短取用时间，每次取用后迅速密封。

7.鉴定

优质的糟渣贮藏料与鲜糟色泽相近，呈芳香酸味，不发黏，动物喜欢采食。

8.饲喂

饲喂量由少到多，严格控制用量，不能饲喂霉变等变质糟渣。注意补充钙、微量元素和维生素，或搭配青绿饲料和干草。根据喂料比例在精料中添加 0.5%～1.5%小苏打，有条件的可增加 0.2%左右的氧化镁。

注意事项：尽量减少糟渣原料暴露时间，保证密封厌氧。

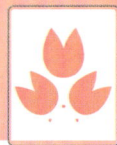

牛羊精料补充料生产与饲喂技术

1.精料补充料组成

用于牛羊等反刍动物的精料补充料,主要由能量饲料和蛋白质饲料、添加剂预混料等组成。能量饲料主要是玉米、高粱、大麦等;蛋白质饲料主要包括豆饼、棉籽饼和非蛋白氮等;矿物质饲料包括食盐、石粉、磷酸氢钙、微量元素等。一般能量饲料:55%～70%;蛋白饲料:15%～20%;常用矿物质饲料:2%～8%;饲料添加剂(预混料):1%～5%。

2.牛羊精料补充料的生产

(1)原料

主要有玉米、麸皮、燕麦、高粱、糜子、豆粕、胡麻饼、菜籽粕、浓缩料和预混料等。根据饲料配方要求,通过筛选和磁选,清除原料中的铁钉、石块、泥块、塑料等大而长的杂物,确保精料补充料的质量,避免生产事故的发生。

严禁添加国家不准使用的药物和添加剂,严禁使用肉骨粉等动物源性饲料。国家允许使用的添加剂和药物要严格按照规定添加,饲料中水分含量不得超过14%。

(2)精料补充料的生产

根据饲料配方或浓缩料、预混料的推荐配方,准确称量每批次生产所需的原料,搅拌均匀。

工艺流程如下:

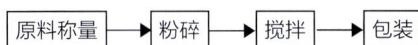

原料称量 ➡ 粉碎 ➡ 搅拌 ➡ 包装

(3)精料补充料配方

1)用浓缩料生产精料补充料推荐配方:玉米55%、麸皮15%、浓缩料30%。生产800千克所需原料量:玉米440千克,麸皮120千克,浓缩料240千克。

2)用预混料添加剂生产精料补充料,预混料添加剂一般占1%～5%。

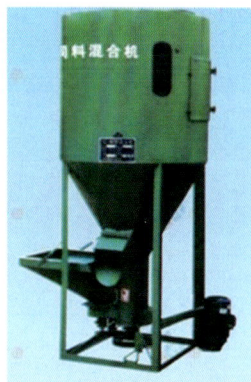

小型立式粉碎搅拌机

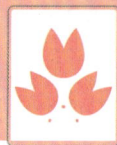

1%预混料生产精料补充料推荐配方				
畜种		肉羊	肉牛	奶牛
原料(%)	玉米	52	45	50
	小麦麸	11	23	16
	豆粕	4	2	4
	亚麻仁饼	20	16	12
	棉籽粕	/	/	6
	菜籽饼	9	10	8
	磷酸氢钙	0.7	0.7	0.7
	盐	0.5	0.5	0.5
	预混料	1	1	1
	石粉	1.8	1.8	1.8
	合计	100	100	100

3.牛羊精料补充料的使用

（1）精料补充料饲喂量

1)肉牛精料补充料饲喂量。在粗饲料自由采食的情况下，架子牛体重200~300千克，饲喂2~3千克/天；体重300~400千克，饲喂3~4千克/天；肥育后期饲喂5~6千克/天。

2)奶牛精料补充料饲喂量。在粗饲料自由采食的情况下，奶牛维持需要精料补充料3千克/天;产奶期在3千克/天精料补充料的基础上，每产3千克牛奶需增加1千克的精料补充料。例如:一头日产15千克牛奶的奶牛，需增加5千克精料补充料,每天精料补充料的饲喂量为8千克左右。

3)肉羊精料补充料饲喂量。公羊0.5~0.8千克/天，母羊0.3~0.5千克/天，育肥羊0.25~0.5千克/天。

（2）饲喂精料补充料注意事项

1)定时定量。每天按时分次供给牛羊饲料。

2)逐步更换饲料:更换饲料时必须逐渐过渡,让牛羊慢慢适应,不至于产生消化紊乱现象。

3)清除饲料内异物。牛羊采食饲料时,不经咀嚼即咽下,对饲料中的异物反应不敏感,因此必须清除饲料中的铁针、铁钉、铁丝等杂物,避免发生创伤性心包炎。

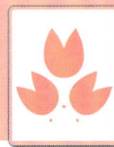

浓缩饲料使用技术

1.浓缩饲料组成

由蛋白质饲料、矿物质饲料、微量元素、维生素、氨基酸和非营养性添加剂按一定比例配制而成的均匀混合物,反刍动物浓缩饲料中可使用非蛋白氮化合物(尿素)代替部分动、植物蛋白质饲料(幼畜除外)。浓缩饲料蛋白质含量 30%～75%,矿物质尤其是微量元素和维生素高于饲养标准规定的需要量。

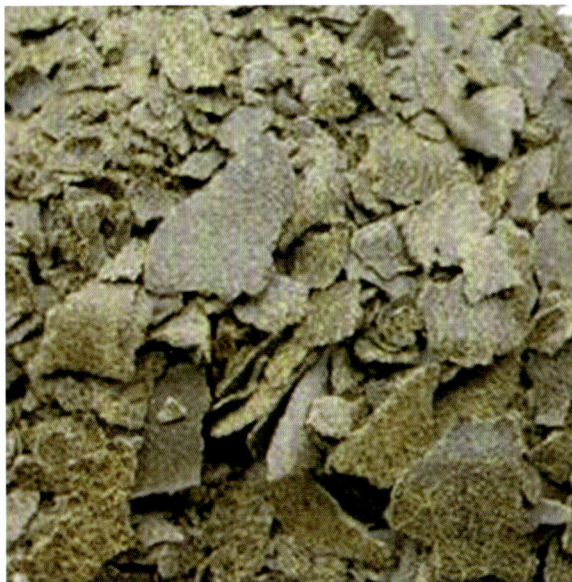

菜籽饼

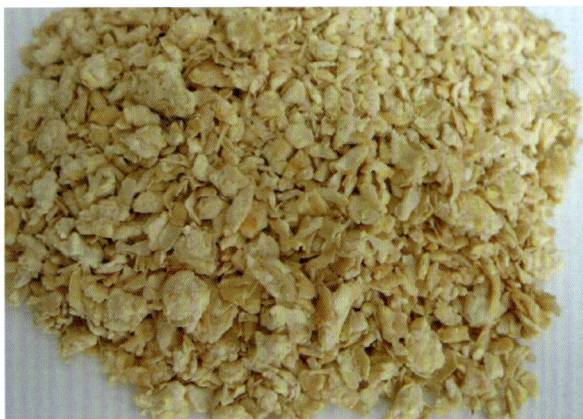

豆粕

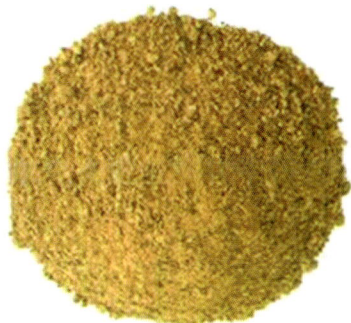

棉籽饼

2.浓缩饲料的合理利用

不能直接用来饲喂畜禽等动物,只有与一定比例的能量饲料(或再加少量蛋白质饲料)混合配制成全价配合饲料或精料补充料后,才能用于饲喂家畜及其他动物。一般浓缩饲料可占全价饲料的 10%～40%。养殖户都能在当地购买到玉米等谷物类能量饲料,只需购进浓缩饲料,与当地玉米、大麦、稻谷、糠麸类饲料原料按比例均匀混合,就能得到所需要的全价配合饲料。

3.浓缩饲料产品的选择

一是要有产品标签,标签内容包括产品名称、饲用对象、产品登记号或批准文号、主要饲料

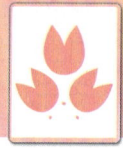

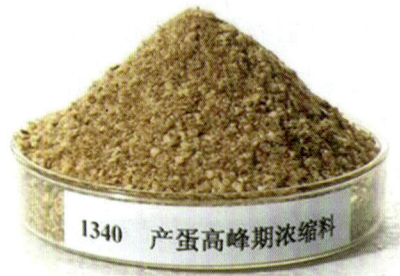

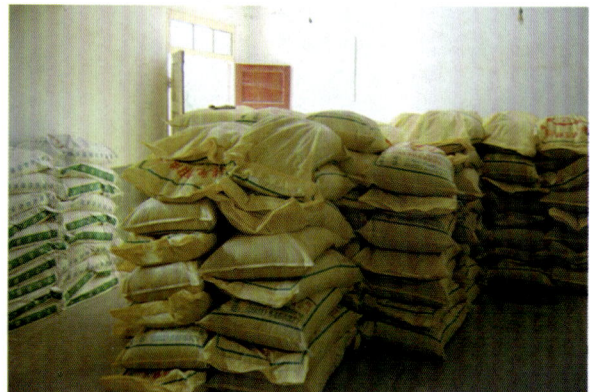

浓缩饲料营养成分及配方

原料类别、营养成分保证值（通常要求蛋白质含量 30%以上，水分含量 13%以下，粗纤维 8%以下，粗脂肪 2%以上，还有钙、磷含量指标）、用法与用量、净重、生产年月日、厂名和厂址。二是要有产品说明书，内容包括推荐饲料配方和饲喂方法、预计饲养效果、保存方法及注意事项等。三是要有产品合格证，并须加盖检验人员印章和检验日期。

4.浓缩饲料使用注意事项

应根据畜禽品种、用途、生长阶段等选购相应的浓缩饲料产品，不能把禽类、猪等其他动物用的浓缩饲料用于牛或羊，也不能把种羊的浓缩饲料用于育肥羊。使用浓缩饲料配制配合饲料时不需要添加任何添加剂，饲喂时要与粉碎后的能量饲料混合均匀，供足清洁的饮水，并注意能量饲料原料质量，应无霉变、无虫害。

浓缩料样品

浓缩料产品

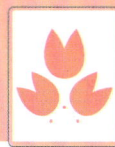

添加剂预混料使用技术

添加剂预混料是由一种或多种添加剂微量成分(微量元素、维生素、氨基酸、酶制剂、抗氧化剂和防腐剂等)组成的加有载体和稀释剂的均匀混合物，其用量一般占全价配合饲料的5%以下。

1.添加剂预混料的组成

添加剂预混料的基本成分是饲料添加剂。饲料添加剂包括营养性饲料添加剂和非营养性饲料添加剂：

（1）营养性饲料添加剂

指对畜禽等动物来说，营养上必需的那些具有生物活性的微量添加成分。主要有维生素添加剂、微量元素添加剂和氨基酸添加剂等。

1）维生素类添加剂。有脂溶性的维生素 A、维生素 D、维生素 E、维生素 K 和水溶性的维生

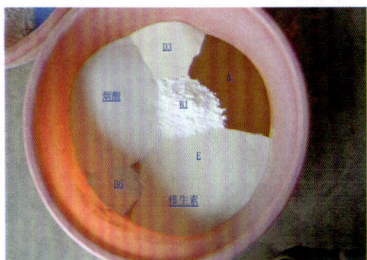

维生素

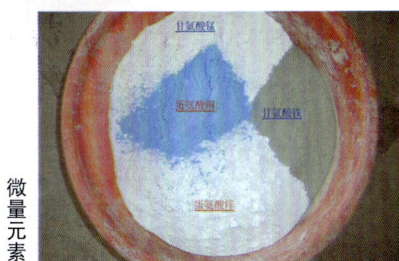

微量元素

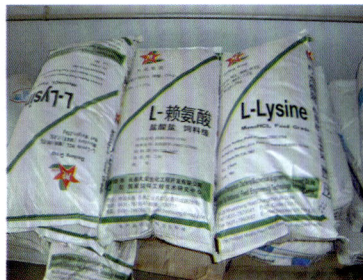

赖氨酸

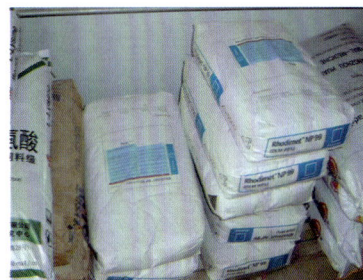

蛋氨酸

素 B 族，如维生素 B1、维生素 B2、维生素 B3、维生素 B4、维生素 B5、维生素 B6、维生素 B12、维生素 Bc、维生素 H 以及维生素 C。常用的维生素共计上述 14 种。

2）微量元素类添加剂。包括铁、铜、锰、锌、碘、钴、硒等。常用作原料的微量元素化合物有硫酸盐类、碳酸盐类、氧化物、氯化物、氢氧化物及有机化合物等。

3）氨基酸类添加剂。有工业合成氨基酸及其类似物，如 DL- 蛋氨酸、L- 赖氨酸盐、L- 色氨酸和 DL- 色氨酸、L- 精氨酸、L- 苏氨酸以及蛋氨酸羟基类似物等。

（2）非营养性饲料添加剂

指对动物并非营养上所必需的，但对动物本

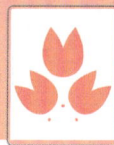

身、饲料加工、消费者等有益的饲料添加剂。包括：生长促进剂、驱虫保健剂、防霉防腐剂、着色剂、调味剂、防结块剂、黏结剂、乳化剂等等。

2.添加剂预混料的分类

根据添加剂的组成,将添加剂预混料分为单一品种预混料和复合预混料。

（1）单一品种预混料

指由同一类的多种饲料添加剂配制而成的均匀混合物。例如由多种维生素配制而成的维生素预混料,在这种预混料中只有维生素加载体或稀释剂。同样,由多种微量元素配制而成的则叫微量元素预混料。

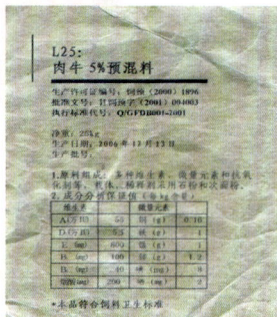

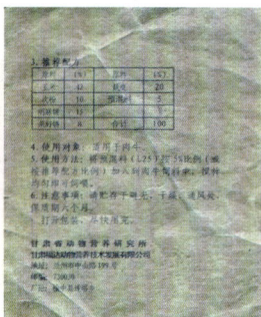

复合预混料标签样品

（2）复合预混料

是由不同种类的多种饲料添加剂配制而成的均匀混合物。这种添加剂预混料已配备了畜、禽所需要的所有活性成分, 具有综合的添加效果。它适用于全价配合饲料或浓缩料,如由维生素、微量元素添加剂为主的1%复合预混料,在1%复合预混料基础上添加钙（石粉、磷酸氢钙）、磷、食盐生产的5%预混料等。

3.添加剂预混料的合理使用

1）不能单独或直接用添加剂预混料饲喂家畜,必须与其他饲料均匀混合配制成全价配合料（或精料补充料）后方可饲喂家畜。

2）使用1%复合预混料时应添加钙、磷和食盐等, 使用5%复合预混料时不需要添加钙、磷和食盐。

3）使用时,要严格按比例配比,合理、规范应用添加剂预混料。不能随意增减用量,且要搅拌均匀。

4）应根据使用对象和使用目的及时调整预混料。如蛋鸡预混料分育雏期、育成期、产蛋期等;猪用预混料分母猪、仔猪及育肥猪等。在整个饲养期只使用一种预混料,达不到预期效果。

5）预混料中维生素、酶制剂等成分在阳光照射、潮湿、高温环境下或存放时间过长时,会降低效果和价值,必须在遮光、低温、干燥的地方贮藏,并在保质期内使用。

6）选择由正规厂家生产的产品,并附有标签、说明书、生产日期、合格证等。

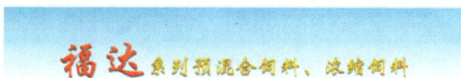

预混料产品使用说明书样表

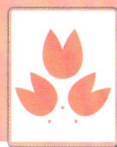

饼粕类饲料及饲喂技术

富含脂肪的豆类籽实和油料籽实提取植物油后的副产品统称为饼粕类饲料,其中压制成块状物或片状物的称为"饼",粉状物称为"粕",是目前动物所需蛋白质的最主要来源。常见的饼粕类有大豆饼粕、棉籽(仁)饼粕、菜籽饼粕、花生(仁)饼粕、胡麻饼粕、向日葵(仁)饼粕等。甘肃省产量或用量较多的有大豆粕、菜籽饼(粕)、胡麻饼、棉籽粕四种。

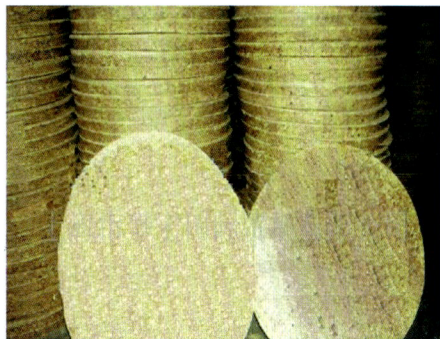

大豆饼

1.大豆粕(饼)

大豆粕和大豆饼风干物营养含量平均为粗蛋白 43%、粗脂肪 1.9%(大豆饼 7%)、粗纤维 5.1%、钙 0.3%、磷 0.18%。一般猪配合饲料中用量为 5%~12%,鸡饲料中配比为 8%~20%,牛羊精料中 5%~12%。保存大豆粕(饼)时一定要放置在阴凉干燥和通风的地方,水分含量保持在 12%以下。饲喂生大豆粕时要进行加热处理,使其中的尿素酶失去活性。加热处理时要掌握火候,防止过火对营养物质造成的破坏。

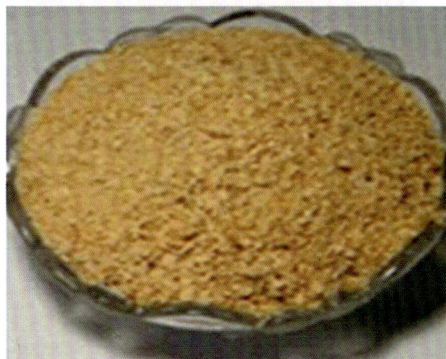

大豆粕

2.菜籽饼(粕)

菜籽饼(粕)中约含粗蛋白 35%~42%,粗纤维 12%~13%,属低能量的蛋白质饲料。菜籽饼(粕)富含铁、锰、锌和硒,其中硒的含量是常用植物饲料中最高的。由于菜籽饼(粕)中含有硫甙、芥酸和植酸等抗营养物质,影响菜籽饼(粕)的适口性,甚至会对动物产生毒性,因此菜籽饼(粕)在饲料中的应用受到一定限制。在未进行脱毒的情况下,蛋鸡和肉鸡饲料中添加量不超过5%,猪饲料中不超过 8%,成年牛羊精料中添加量可控制在 15%以内。脱毒后,可在饲料中适当增加添加比例。菜籽饼与棉籽饼搭配使用,效果较好。

3.胡麻饼

胡麻饼是适口性较好的饼粕类蛋白质饲料。其粗蛋白含量为 31%~35%、粗脂肪 7%~8%、粗纤维 7.5%~8%、钙 0.35%~0.42%、

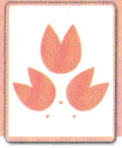

磷 0.8%～1%。胡麻饼不宜作雏鸡饲料，一般生长鸡和母鸡日粮内的配比为 5%～8%，过量会引起生长停滞、产蛋量下降。猪饲料中配量为 7%～12%，牛羊精料中添加量为 7%～15%。

4.棉籽饼(粕)

棉籽饼(粕)中蛋白质含量 35%～43%、粗脂肪 0.7%(粕)～7.5%(饼)、粗纤维 10%～11%、钙 0.2%～0.25%、磷 0.8%～1%。棉籽饼(粕)中含有大量的游离棉酚，棉酚有一定的毒性，限制了它的有效利用。蛋鸡日粮中未脱离棉酚的棉籽饼(粕)用量不得超过 4%，仔猪和母猪不超过 5%。牛羊饲料中可适当提高使用比例，一般肉牛精料中配比不超过 13%，奶牛不超过 8%，成年羊精料中适宜的添加量为 5%～7%，

羔羊补充料中不宜添加。

饼粕类饲料使用注意事项：①大豆粕与适量玉米、少量鱼粉配伍特别适于家禽氨基酸营养平衡；②生大豆粕含有脲酶，可使尿素分解，注意二者不要混合使用；③使用棉籽粕时，在饲粮搭配上要与菜籽粕等原料配合使用；④胡麻饼粕与棉籽饼粕只要控制喂量，是牛羊的喜食饲料且安全，但单一饲喂会出现体脂变软，在牛羊饲料中采取 2/3 大豆粕与 1/3 棉籽粕组合可取得更高的饲喂效果；⑤菜籽粕与鱼粉配比合理，可不添加亚硒酸钠。

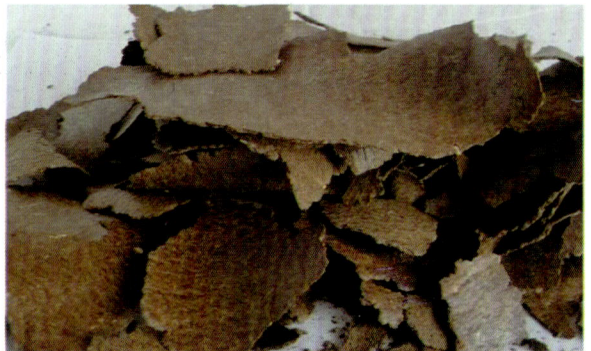

胡麻饼

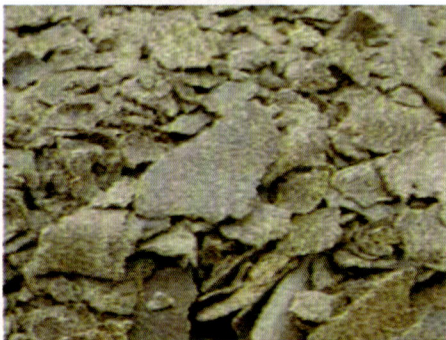

菜籽饼

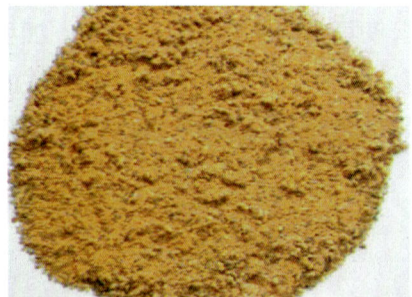

棉粕

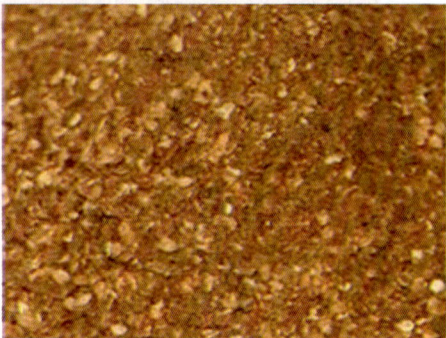

菜籽粕